Anatomie lernen durch Beschriften

Anatomie lernen durch Beschriften

in Pflege- und Gesundheitsfachberufen

4. Auflage

ELSEVIER

Elsevier GmbH, Bernhard-Wicki-Str. 5, 80636 München, Deutschland
Wir freuen uns über Ihr Feedback und Ihre Anregungen an kundendienst@elsevier.com

ISBN 978-3-437-25083-5

4. Auflage 2024

Wichtiger Hinweis
Die medizinischen Wissenschaften unterliegen einem sehr schnellen Wissenszuwachs. Der stetige Wandel von Methoden, Wirkstoffen und Erkenntnissen ist allen an diesem Werk Beteiligten bewusst. Sowohl der Verlag als auch die Autorinnen und Autoren und alle, die an der Entstehung dieses Werkes beteiligt waren, haben große Sorgfalt darauf verwandt, dass die Angaben zu Methoden, Anweisungen, Produkten, Anwendungen oder Konzepten dem aktuellen Wissensstand zum Zeitpunkt der Fertigstellung des Werkes entsprechen.
Der Verlag kann jedoch keine Gewähr für Angaben zu Dosierung und Applikationsformen übernehmen. Es sollte stets eine unabhängige und sorgfältige Überprüfung von Diagnosen und Arzneimitteldosierungen sowie möglicher Kontraindikationen erfolgen. Jede Dosierung oder Applikation liegt in der Verantwortung der Anwenderin oder des Anwenders. Die Elsevier GmbH, die Autorinnen und Autoren und alle, die an der Entstehung des Werkes mitgewirkt haben, können keinerlei Haftung in Bezug auf jegliche Verletzung und/oder Schäden an Personen oder Eigentum, im Rahmen von Produkthaftung, Fahrlässigkeit oder anderweitig übernehmen.

Für die Vollständigkeit und Auswahl der aufgeführten Medikamente übernimmt der Verlag keine Gewähr.
Geschützte Warennamen (Warenzeichen) werden in der Regel besonders kenntlich gemacht (®). Aus dem Fehlen eines solchen Hinweises kann jedoch nicht automatisch geschlossen werden, dass es sich um einen freien Warennamen handelt.

Bibliografische Information der Deutschen Nationalbibliothek
Die Deutsche Nationalbibliothek verzeichnet diese Publikation in der Deutschen Nationalbibliografie; detaillierte bibliografische Daten sind im Internet über https://www.dnb.de abrufbar.

24 25 26 27 28 5 4 3 2 1

In ihren Veröffentlichungen verfolgt die Elsevier GmbH das Ziel, genderneutrale Formulierungen für Personengruppen zu verwenden. Um jedoch den Textfluss nicht zu stören sowie die gestalterische Freiheit nicht einzuschränken, wurden bisweilen Kompromisse eingegangen. Selbstverständlich sind **immer alle Geschlechter** gemeint.

Planung: Julia Lux, München
Projektmanagement und Herstellung: Christine Kosel, München
Redaktion: Judith Werner, Dresden
Satz: abavo GmbH, Buchloe/Deutschland
Druck und Bindung: Printer Trento S.r.l., Trento/Italien
Fotos/Zeichnungen: Dr. Ralf Hartenstein, Karlsruhe, und Karl Heppe, Wiesbaden; außer L190: Gerda Raichle, Ulm; L231: Stefan Dangl, München; L126: Dr. med. Katja Dalkowski, Buckenhof
Umschlaggestaltung: SpieszDesign, Neu-Ulm
Titelfotografie: Dr. Ralf Hartenstein, Karlsruhe, und Karl Heppe, Wiesbaden

Aktuelle Informationen finden Sie im Internet unter **www.elsevier.de**

Benutzerhinweise

Auf der ersten Seite eines jeden Kapitels finden Sie eine kurze Einführung in das Thema. Um die Relevanz anatomischer Kenntnisse für die praktische Arbeit deutlich zu machen, wird in den farbig hervorgehobenen Textstellen auf spezifische Veränderungen anatomischer Strukturen und physiologischer Prozesse im Alter eingegangen. Die nächsten Seiten gehören den Abbildungen, die jeweils auf der linken Seite stehen, und den auf der rechten Seite stehenden Tabellen, in denen Sie Ihre Lösungen zu den angegebenen Abbildungsziffern einfügen können. Dabei wird durchweg zwischen deutscher Bezeichnung und Fachbezeichnung unterschieden. Sollte es für eine Struktur keine deutsche oder aber keine Fachbezeichnung geben, ist dieses in der Tabelle durch einen Strich gekennzeichnet. Auf der jeweils letzten Seite eines Kapitels finden Sie weitere Aufgaben: Lückentexte, Multiple-Choice-Aufgaben und frei zu beantwortende Fragen zu den jeweiligen Themen des Kapitels, die auch die Physiologie einbeziehen, sollen Ihnen neben der Abbildungsbeschriftung beim Lernen helfen.

Die Lösungen sowohl zur Beschriftung der Abbildungen als auch zu den Aufgaben finden Sie im hinteren Teil des Buches, im Lösungsteil.

Und nun wünschen wir Ihnen viel Spaß beim Lernen, beim Beschriften der Abbildungen und beim Lösen der Aufgaben – und natürlich viel Erfolg für Ihre Prüfung!

Abkürzungen

A.	Arteria, Arterie
Aa.	Arteriae, Arterien
DNA	Desoxyribonukleinsäure
M.	Musculus, Muskel
Mm.	Musculi, Muskeln
N.	Nervus, Nerv
Nn.	Nervi, Nerven
V.	Vena, Vene
Vv.	Venae, Venen

Fehler gefunden?

An unsere Inhalte haben wir sehr hohe Ansprüche. Trotz aller Sorgfalt kann es jedoch passieren, dass sich ein Fehler einschleicht oder fachlich-inhaltliche Aktualisierungen notwendig geworden sind. Sobald ein relevanter Fehler entdeckt wird, stellen wir eine Korrektur zur Verfügung. Mit diesem QR-Code gelingt der schnelle Zugriff.

https://else4.de/978-3-437-25083-5

Wir sind dankbar für jeden Hinweis, der uns hilft, dieses Werk zu verbessern. Bitte richten Sie Ihre Anregungen, Lob und Kritik an folgende E-Mail-Adresse: kundendienst@elsevier.com

Inhaltsverzeichnis

KAPITEL

1 Zell- und Gewebelehre

Zelle und Zellorganellen

Nach außen grenzen sich Zellen durch eine Zellmembran von ihrer Umgebung ab. Im Inneren der Zelle ist der Zellkern zu finden, der die genetische Information in Form der 46 Chromosomen enthält. Weitere wichtige Zellorganellen im Zytoplasma sind die für die Proteinbiosynthese verantwortlichen Ribosomen, das endoplasmatische Retikulum als verzweigtes Kanalsystem in der Zelle, der Golgi-Apparat mit Ausscheidungsfunktion und die Mitochondrien, die für die Bereitstellung von Energie verantwortlich sind. Das Zytoskelett stabilisiert die Form der Zelle.

Zellteilung

Bei der Mitose (Zellteilung bei Wachstum und Zellersatz) entstehen aus einer Mutterzelle zwei erbgleiche Tochterzellen. Die Zellteilung zur Bildung von Keimzellen heißt Meiose. Hier werden die Chromosomen auf zwei Zellen verteilt und der Chromosomensatz halbiert sich. Erst nach Verschmelzung von männlicher und weiblicher Keimzelle ist der Chromosomensatz wieder komplett.

Gewebe

Epithelgewebe

Oberflächenepithelien bedecken äußere Körperoberflächen und kleiden innere Hohlräume aus. Drüsenepithel bildet Sekrete und gibt diese als exokrine Drüse über Ausführungsgänge an die Oberfläche oder als endokrine Drüse direkt an Blutgefäße ab. Sinnesepithelien nehmen Sinnesreize auf.

Binde- und Stützgewebe

Binde- und Stützgewebe verleihen dem Körper Form und Festigkeit. Man unterscheidet lockeres und straffes kollagenes sowie retikuläres Bindegewebe. Auch Fettgewebe gehört zum Bindegewebe.
Als Stützgewebe werden Knorpel und Knochen bezeichnet. Knorpel sind aus Knorpelzellen und Interzellularsubstanz aufgebaut. Man unterscheidet hyaline Knorpel, elastische Knorpel und Faserknorpel. Knochen bestehen aus Knochengewebe und Knochenmark. Je nach Form und Aufbau erfolgt eine Unterteilung in Lamellen- und Geflechtknochen.

Muskelgewebe

Das Muskelgewebe ermöglicht die Bewegungen des Körpers, den Herzschlag und viele weitere lebensnotwendige Körperfunktionen. Es wird aus Muskelzellen gebildet, die durch Impulse des Nervensystems erregt werden und sich folglich zusammenziehen. Auf diese Weise entsteht die Kontraktion eines Muskels. Man unterscheidet willentlich gesteuerte quergestreifte Skelettmuskulatur, autonom gesteuerte glatte Muskulatur in den Organen und quergestreifte autonom gesteuerte Herzmuskulatur.

Nervengewebe

Nervengewebe besteht aus Nervenzellen (Neuronen) und Stützzellen (Gliazellen). Neurone bestehen aus Zellkörper und Zellfortsätzen (Axone, Dendriten). Sie sind zur Erregungsbildung und -leitung fähig. Die kurzen Dendriten nehmen die Erregung auf. Die langen Axone leiten die Erregung zu anderen Zellen weiter. Die Kontaktzonen zweier Neurone heißen Synapsen.

▮▮ Im Alter kommt es zunehmend zu Schäden an der DNA. Gleichzeitig nimmt die Fähigkeit zur Reparatur dieser Schäden ab. Folglich altern die Zellen schneller und das Gewebe fibrosiert häufiger. Auch die Zusammensetzung des Körpergewebes verändert sich. Die Zahl der Muskelfasern verringert sich. Folglich nimmt die Muskelkraft insgesamt ab (altersbedingte Muskelatrophie). Weiter zeigt sich beim alten Menschen eine Abnahme von Knochendichte und Knochenmasse (Osteoporose). Das Knochengewebe wird spröder. Dies führt häufiger zu Knochenbrüchen. ▮▮

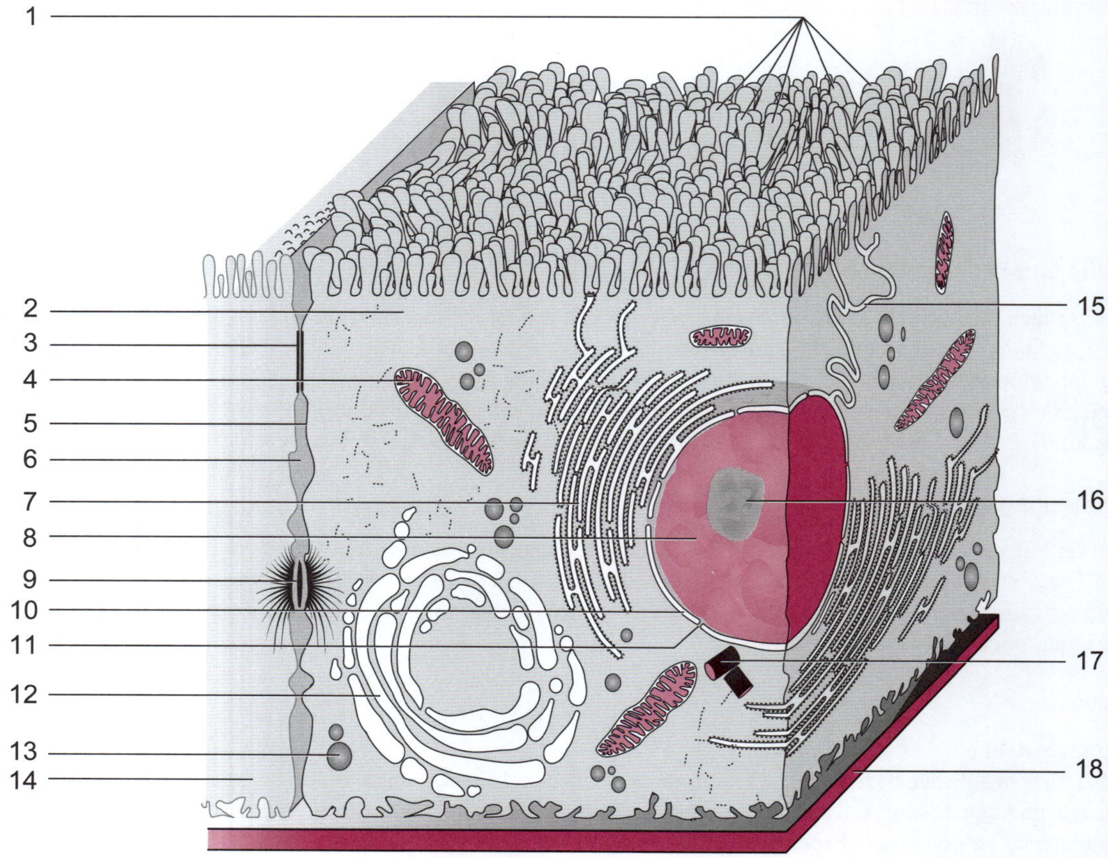

Abb. 1.1 Zelle

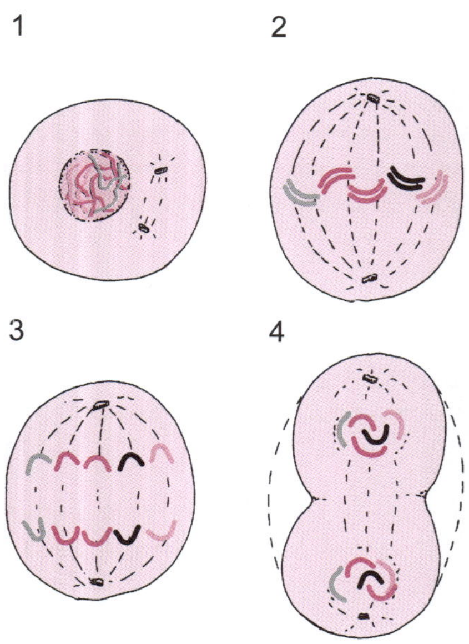

Abb. 1.2 Mitose (Zellteilung) [L190]

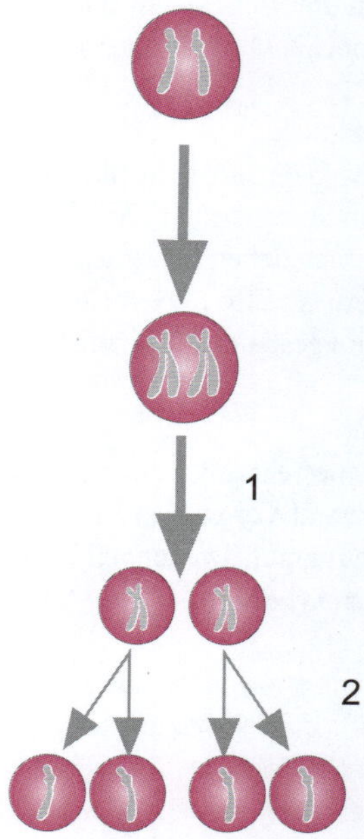

Abb. 1.3 Meiose (Reifeteilung, Reduktionsteilung)

Nummer	Deutsche Bezeichnung	Fachbegriff
Tab. 1.1 Zelle		
1	–	
2		
3		
4	–	
5		–
6		–
7		–
8		
9		
10		–
11		–
12		–
13	–	
14		–
15		–
16		
17		
18		–
Tab. 1.2 Mitose (Zellteilung)		
1	–	
2	–	
3	–	
4	–	
Tab. 1.3 Meiose (Reifeteilung, Reduktionsteilung)		
1		–
2		–

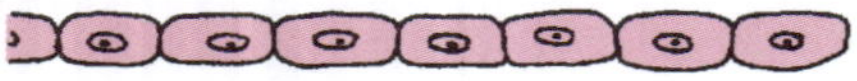

Abb. 1.4 Epithel 1 [L190]

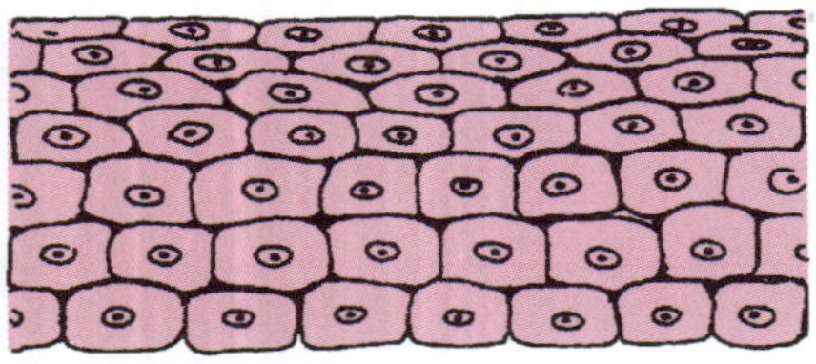

Abb. 1.5 Epithel 2 [L190]

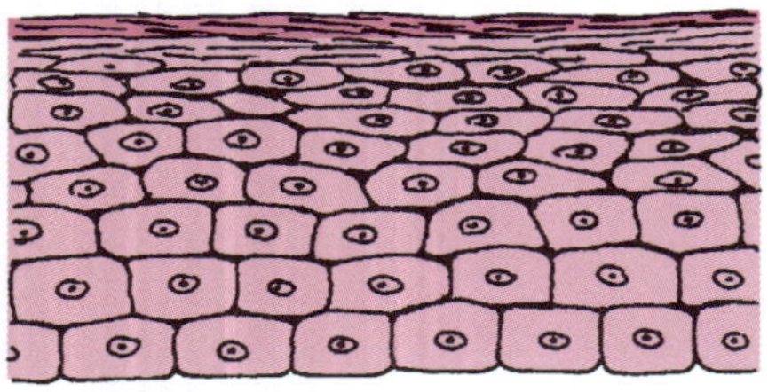

Abb. 1.6 Epithel 3 [L190]

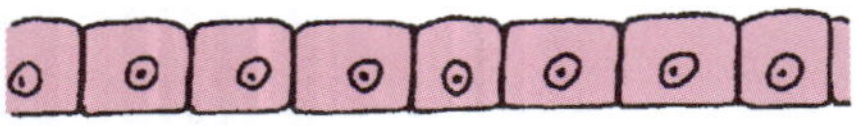

Abb. 1.7 Epithel 4 [L190]

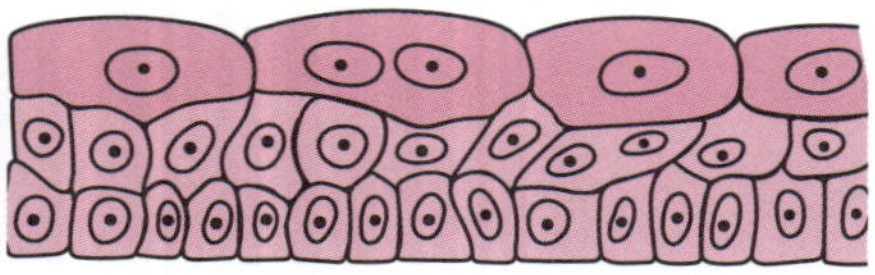

Abb. 1.8 Epithel 5 [L126]

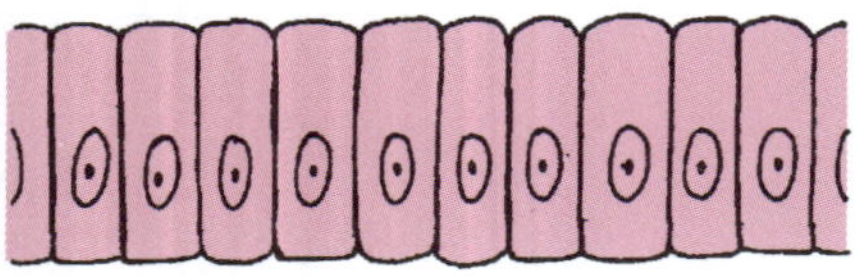

Abb. 1.9 Epithel 6 [L190]

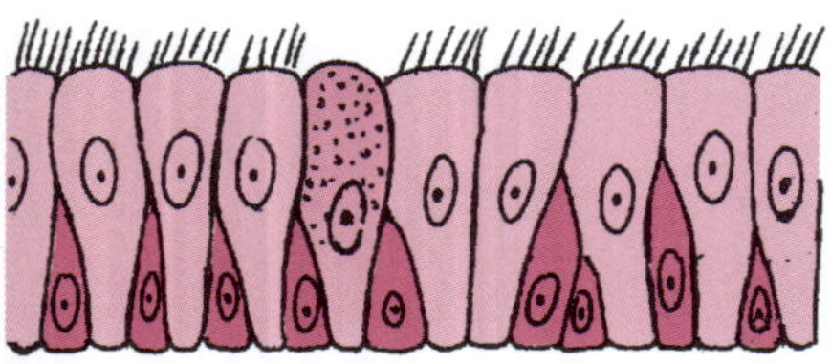

Abb. 1.10 Epithel 7 [L190]

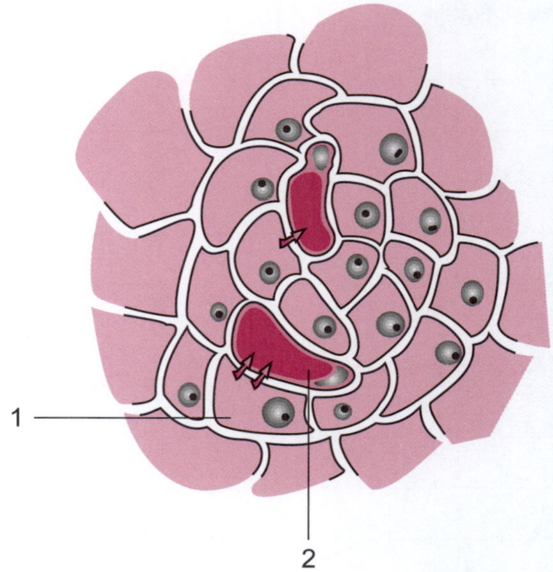

Abb. 1.11 Endokrine Drüse

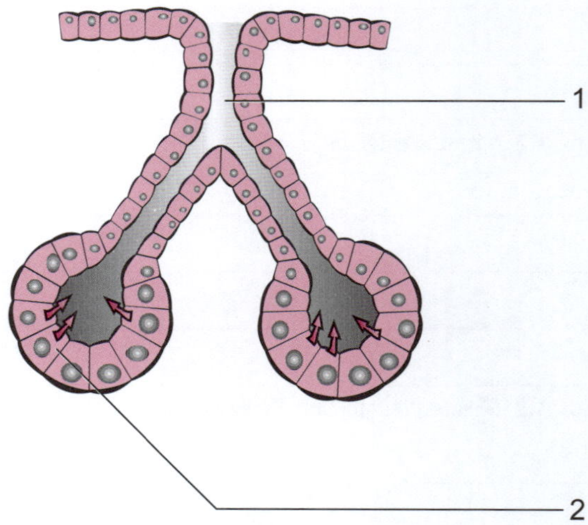

Abb. 1.12 Exokrine Drüse

Nummer	Deutsche Bezeichnung	Fachbegriff
Tab. 1.4 Epithel 1		
–		–
Tab. 1.5 Epithel 2		
–		–
Tab. 1.6 Epithel 3		
–		–
Tab. 1.7 Epithel 4		
–		–
Tab. 1.8 Epithel 5		
–		
Tab. 1.9 Epithel 6		
–		–
Tab. 1.10 Epithel 7		
–		–
Tab. 1.11 Endokrine Drüse		
1		–
2		–
Tab. 1.12 Exokrine Drüse		
1		–
2		–

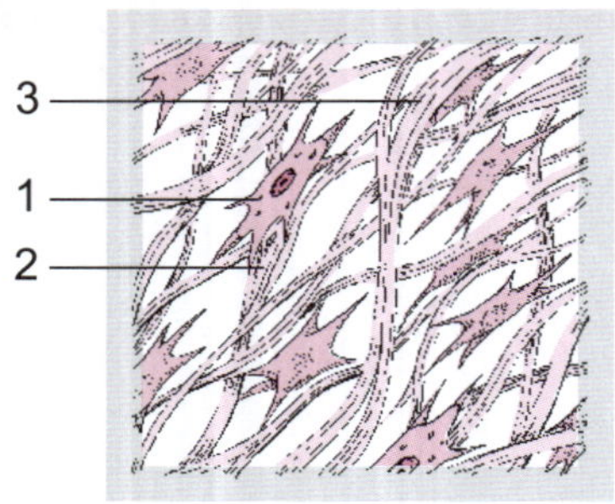

Abb. 1.13 Bindegewebe [L190]

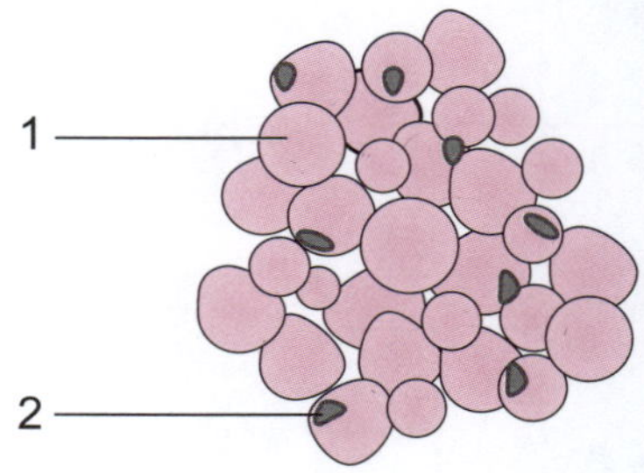

Abb. 1.14 Fettgewebe

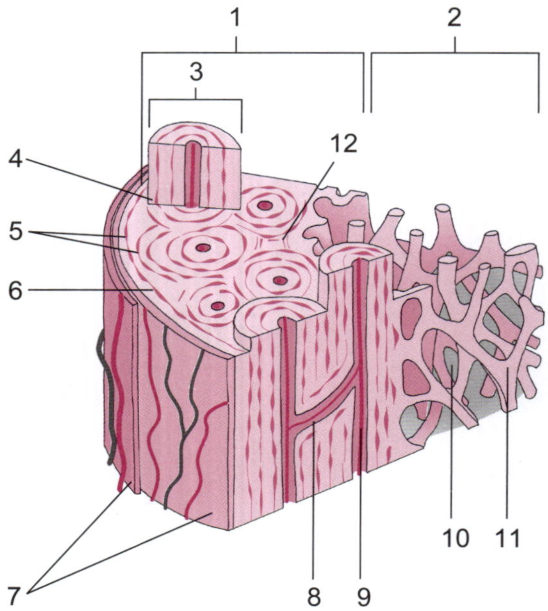

Abb. 1.15 Lamellenknochen [L190/L126]

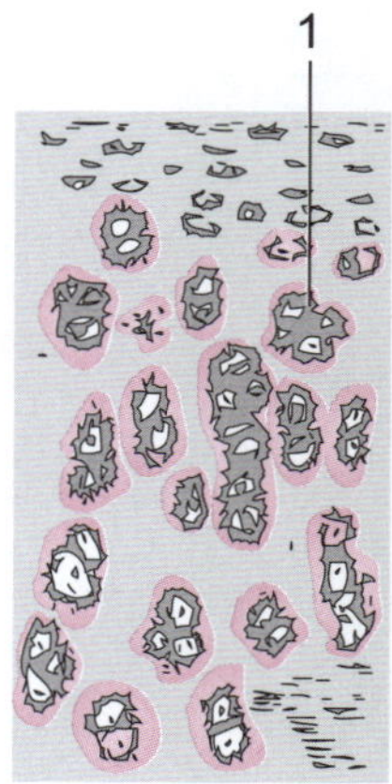

Abb. 1.16 Hyaliner Knorpel

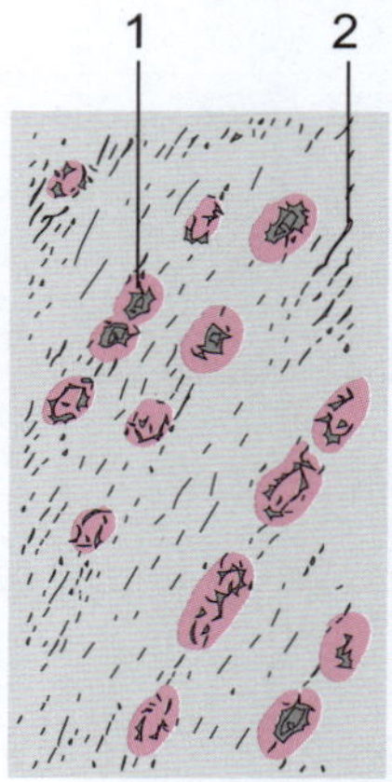

Abb. 1.17 Faserknorpel

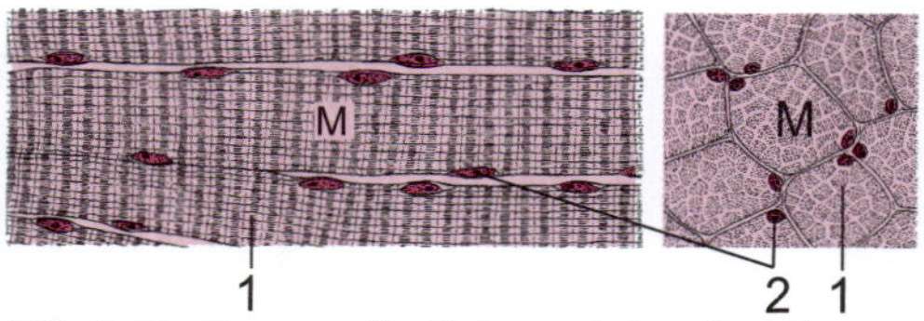

Abb. 1.18 Quergestreifte Skelettmuskulatur [L190]

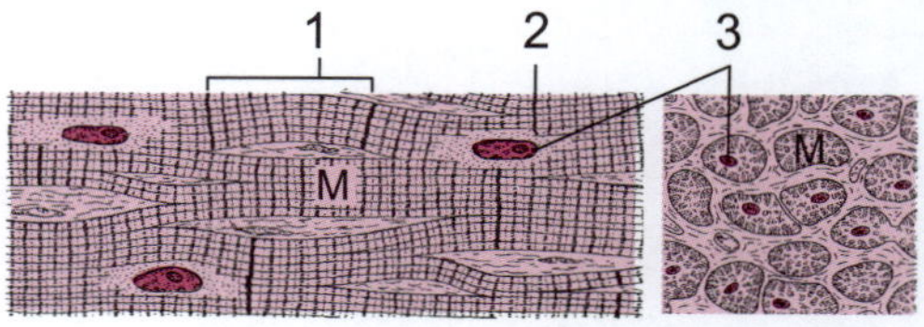

Abb. 1.19 Quergestreifte Herzmuskulatur [L190]

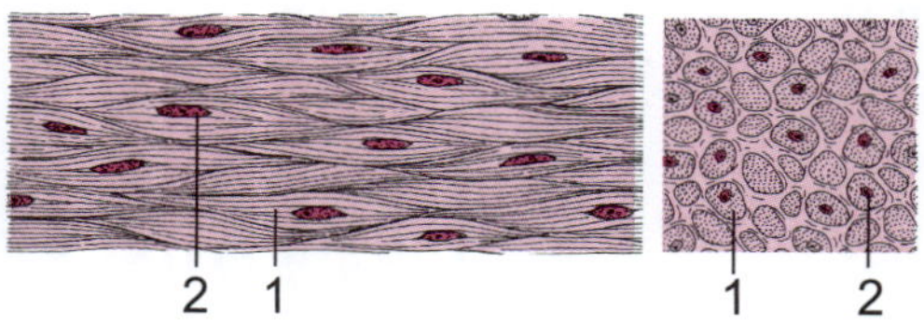

Abb. 1.20 Glatte Muskulatur [L190]

Nummer	Deutsche Bezeichnung	Fachbegriff
Tab. 1.13	Bindegewebe	
1		
2		–
3		–
Tab. 1.14	Fettgewebe	
1		
2		
Tab. 1.15	Lamellenknochen	
1		
2		
3		
4		
5		
6		–
7		
8		
9		–
10		
11		
12		–
Tab. 1.16	Hyaliner Knorpel	
1		
Tab. 1.17	Faserknorpel	
1		
2		–
Tab. 1.18	Quergestreifte Skelettmuskulatur	
1		
2		
Tab. 1.19	Quergestreifte Herzmuskulatur	
1		
2		–
3		
Tab. 1.20	Glatte Muskulatur	
1		
2		

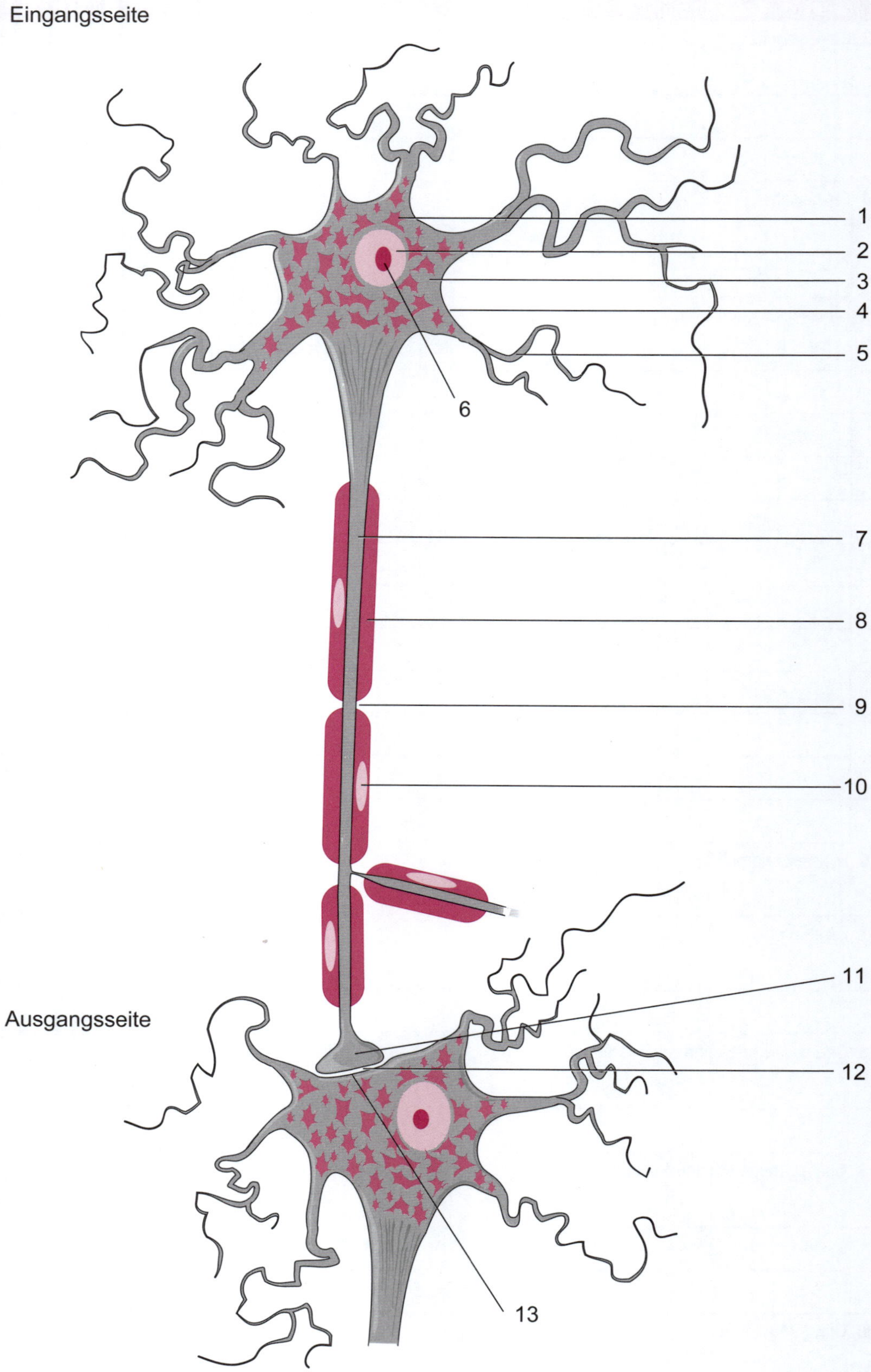

Abb. 1.21 Nervenzelle (Neuron)

Nummer	Deutsche Bezeichnung	Fachbegriff
Tab. 1.21	Nervenzelle (Neuron)	
1		–
2		
3		
4		
5		
6		
7		
8		
9		–
10		–
11		–
12		–
13		–

Aufgabe 1.1 Zellmembran

Welche Aussagen zur Zellmembran sind richtig?

a. Die chemische Zusammensetzung der Zellmembran umfasst zu je gleichen Anteilen Membranproteine und Membranlipide.
b. Die lipophilen Abschnitte der Membranlipide zeigen nach außen und bilden eine innere und äußere Membranlamelle.
c. Im wässrigen Milieu bilden die polaren Lipide der Zellmembran eine Doppelschicht. Die hydrophoben Anteile weisen dabei zueinander.
d. Als Membranlipide bezeichnet man phosphorsäurehaltige Phospholipide und Glykolipide mit Zuckerseitenketten.
e. Durch die mittlere hydrophile Schicht und die beiden äußeren lipophilen Schichten lässt sich die Zellmembran als dreischichtig darstellen.

Aufgabe 1.2 Gewebearten

Nennen Sie die vier Hauptgewebearten.

____

____

Aufgabe 1.3 Knorpel

Ergänzen Sie bitte die folgende Textpassage mit den unten stehenden Begriffen.

Das Knorpelgewebe lässt sich in drei Knorpelarten unterteilen. Der ____________ Knorpel ist gelblich und biegsam. Er bildet vor allem den ____________ und den ____________.
Der ____________ Knorpel tritt unter anderem als Knorpelmodell des Skeletts vor der Verknöcherung auf. Er ist in ____________ und in der Wand der ____________ zu finden.
Der ____________ bildet vor allem die ____________ der Wirbelsäule, die ____________ und die ____________ des Kniegelenks.

Atemwege, hyaline, Gelenken, elastische, Faserknorpel, Bandscheiben, Kehldeckel, Menisken, Schambeinfuge, Ohrknorpel

Aufgabe 1.4 Bau- und Speicherfett

Nennen und erläutern Sie die Aufgaben von Bau- und Speicherfett.

____

____

____

____

Aufgabe 1.5 Muskelgewebe

Nennen Sie bitte die Charakteristika der quergestreiften, der glatten und der Herzmuskulatur.

____

____

____

KAPITEL

2 Bewegungsapparat

Der menschliche Bewegungsapparat besteht aus Skelettsystem und Skelettmuskulatur. Durch die Muskeln werden die einzelnen Skelettteile gegeneinander bewegt oder in einer bestimmten Stellung fixiert. Das Skelett verleiht dem Körper seine Stabilität und ermöglicht gemeinsam mit Muskeln, Sehnen und Gelenken seine Beweglichkeit.

Knochenaufbau und Knochentypen

Man unterscheidet Röhrenknochen, kurze Knochen und platte Knochen. Röhrenknochen sind an ihrem langen röhrenförmigen Schaft (Diaphyse) und den beiden meist verdickten Enden (Epiphysen) erkennbar. Ihre innere aufgelockerte Struktur, die Spongiosa, wird von einer dicken, kompakten Knochenschicht (Kompakta, Knochenrinde oder Kortikalis) umgeben. Kurze Knochen sind häufig unregelmäßig und würfelförmig. Ihre dünne Kompakta geht ohne scharfe Grenzen in die Spongiosa über. Platte Knochen besitzen eine schmale Spongiosa zwischen zwei dünnen Kompaktaschichten.

Skelett

Im Bereich des Hirnschädels sind die Knochen durch Schädelnähte verbunden. Die untere Seite des Hirnschädels wird als Schädelbasis bezeichnet. Zum Rumpf gehören Hals, Wirbelsäule und Brustkorb. Die Wirbelsäule besteht aus sieben Hals-, zwölf Brust- und fünf Lendenwirbeln, gefolgt von Kreuzbein und Steißbein. Sie besitzt eine charakteristische doppelt s-förmige Krümmung. Zwischen den Wirbeln liegen die Bandscheiben. Sie puffern Belastungen ab. Im Bereich der Brustwirbel finden sich zwölf bogenförmige Rippenpaare, sie sind, mit Ausnahme der beiden untersten, vorne durch das Brustbein miteinander verbunden. Der Schultergürtel aus Schlüsselbein und Schulterblatt verbindet die Arme mit dem Rumpf. Das Becken steht in direktem Kontakt zur Lendenwirbelsäule; es verbindet diese mit den Beinen.

Gelenke

Die Verbindung der Knochen untereinander erfolgt durch Gelenke. Diese werden je nach Beweglichkeit in echte und unechte Gelenke unterteilt. Echte Gelenke (Diarthrosen) erlauben Bewegungen in 1–3 Ebenen.
Unechte Gelenke (Synarthrosen) verbinden beteiligte Knochen durch Bindegewebe. Sie besitzen eine geringe Beweglichkeit und werden nach Gewebeart unterteilt in Syndesmosen, Synchondrosen, Synostosen.

Muskulatur

Die quergestreifte Muskulatur bildet das System der Skelettmuskeln. Sie ermöglicht durch ihre Kontraktionsfähigkeit willkürliche Bewegungen und die aufrechte Körperhaltung.

Sehnen und Bänder

Bänder verbinden Knochen untereinander.
Sehnen übertragen die Muskelkraft.

❚❚ Im Alter degeneriert der Gelenkknorpel. Bänder und Sehnen sind weniger dehnbar. Folglich nimmt die Gelenkbeweglichkeit ab und die Gelenke neigen vermehrt zur Arthrose. Der faserknorpelige Außenring der Bandscheibe verliert mit zunehmendem Alter an Elastizität, sodass sich der gallertige Kern vorwölben oder ganz austreten kann. Dabei kann es zur Kompression von Spinalnerven kommen, die mit Schmerzen, Sensibilitätsstörungen und Lähmungen einhergeht. Man spricht dann von einem Bandscheibenvorfall. ❚❚

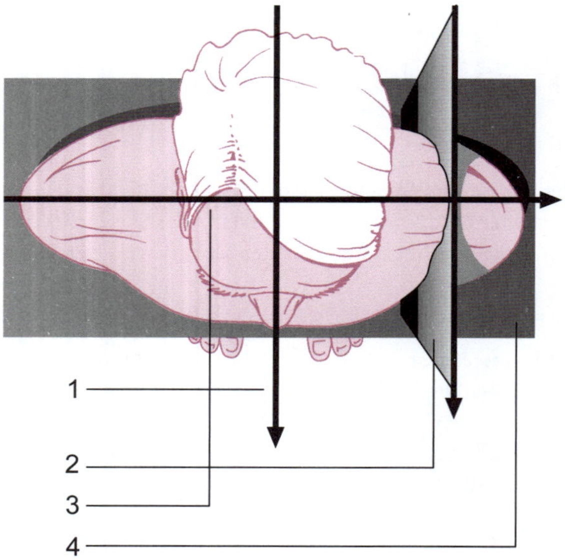

Abb. 2.1 Schnittebenen von oben

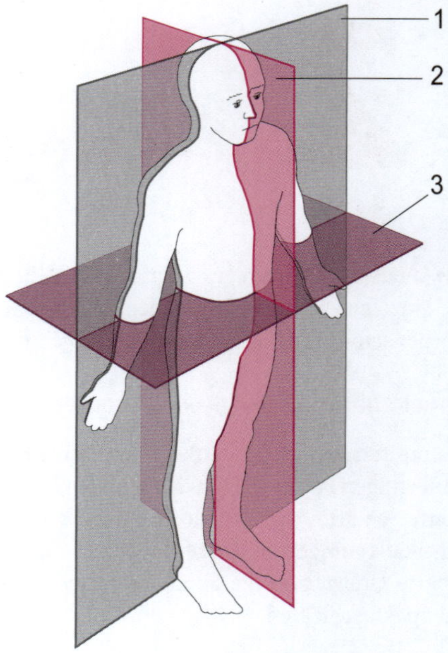

Abb. 2.2 Schnittebenen von vorne [L190]

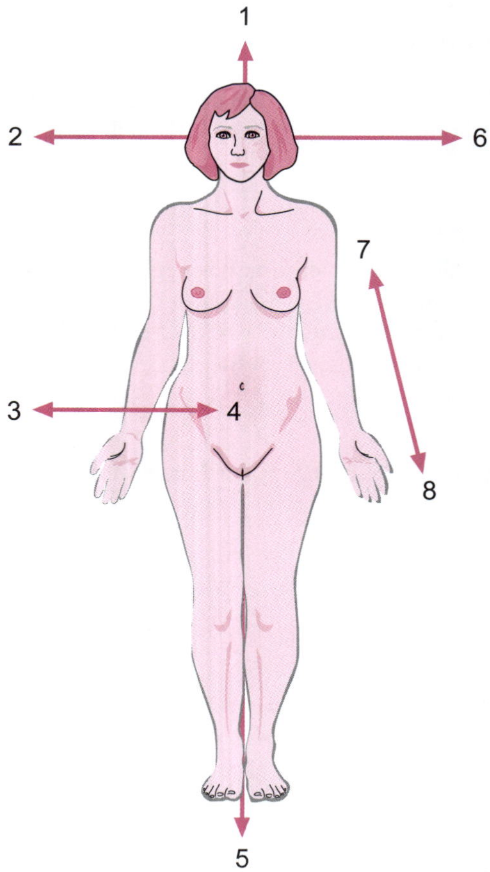

Abb. 2.3 Lage- und Richtungsbezeichnungen frontal

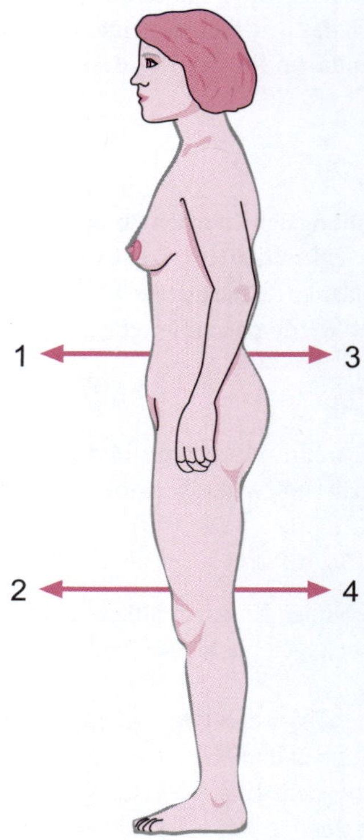

Abb. 2.4 Lage- und Richtungsbezeichnungen seitlich

Nummer	Deutsche Bezeichnung	Fachbegriff
Tab. 2.1 Schnittebenen von oben		
1		–
2		–
3		–
4		–
Tab. 2.2 Schnittebenen von vorne		
1		–
2		–
3		–
Tab. 2.3 Lage- und Richtungsbezeichnungen frontal		
1		
2		
3		
4		
5		
6		
7		
8		
Tab. 2.4 Lage- und Richtungsbezeichnungen seitlich		
1		
2		
3		
4		

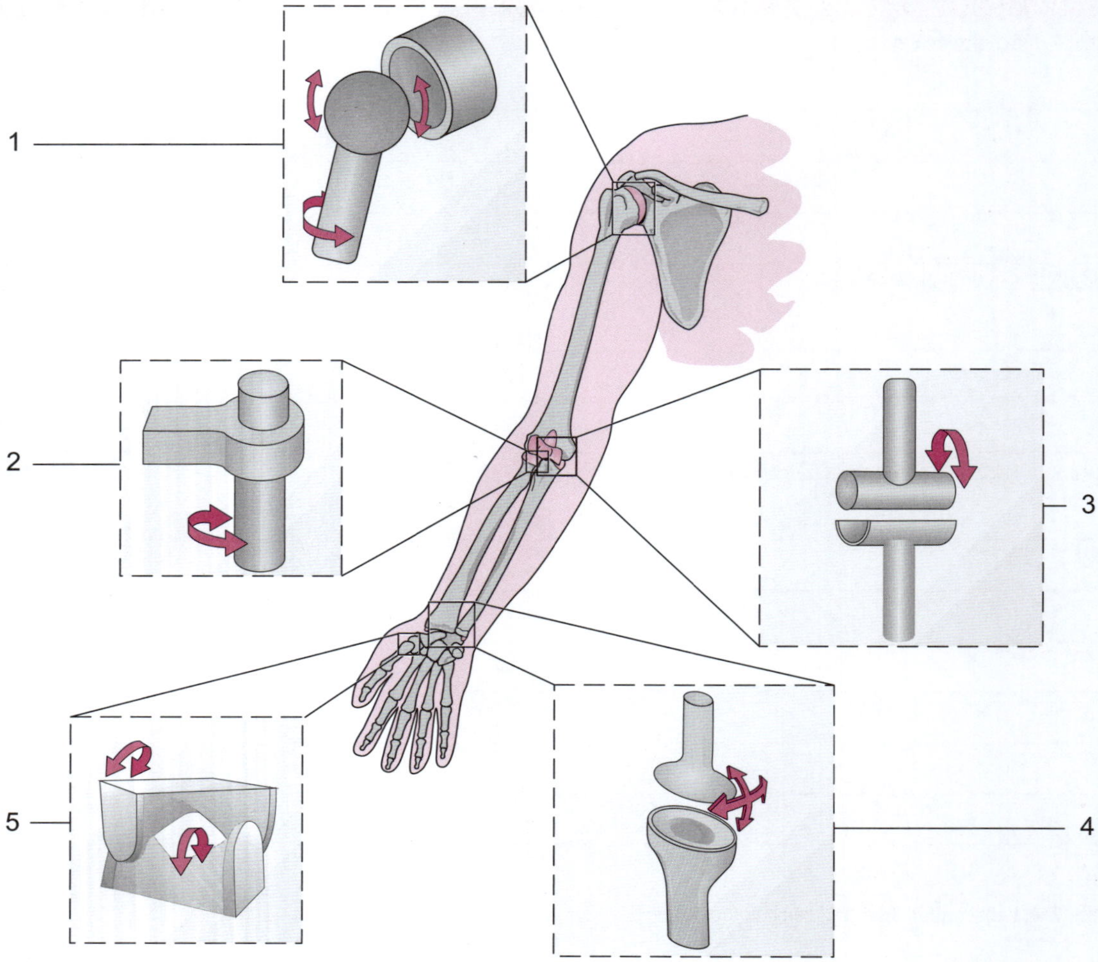

Abb. 2.5 Gelenkarten

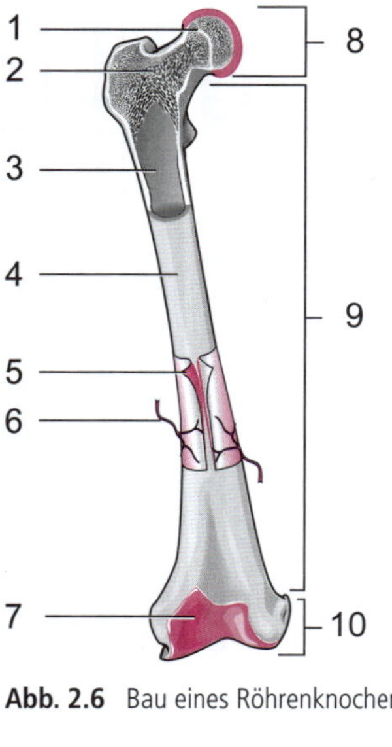

Abb. 2.6 Bau eines Röhrenknochens

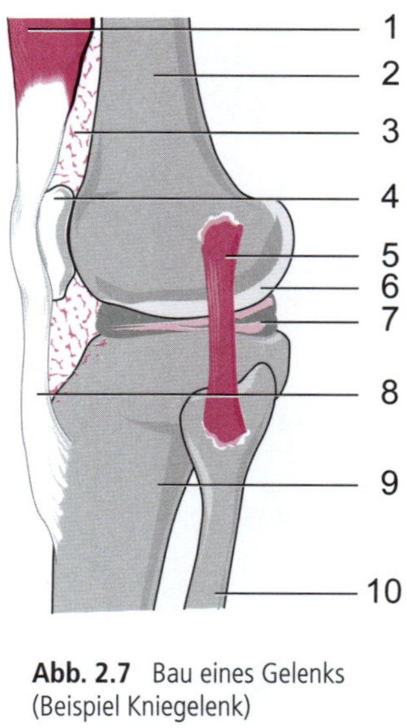

Abb. 2.7 Bau eines Gelenks (Beispiel Kniegelenk)

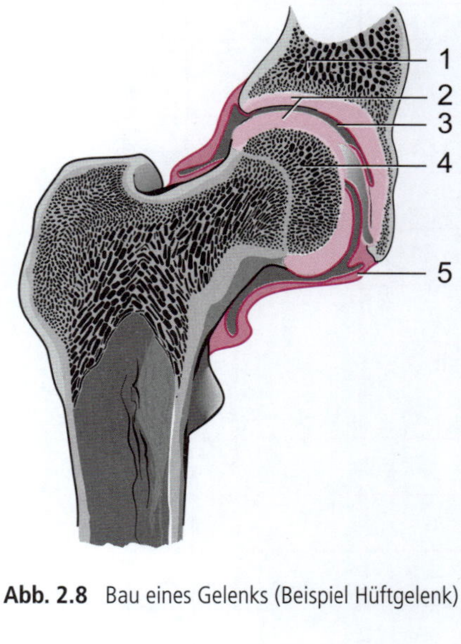

Abb. 2.8 Bau eines Gelenks (Beispiel Hüftgelenk)

Nummer	Deutsche Bezeichnung	Fachbegriff
Tab. 2.5 Gelenkarten		
1		–
2		–
3		–
4		–
5		–
Tab. 2.6 Bau eines Röhrenknochens		
1		
2		
3		
4		
5		–
6		
7		–
8	–	
9	–	
10	–	
Tab. 2.7 Bau eines Gelenks (Beispiel Kniegelenk)		
1		
2		
3		
4		
5		
6		
7		
8		
9		
10		
Tab. 2.8 Bau eines Gelenks (Beispiel Hüftgelenk)		
1		–
2		–
3		
4		–
5		

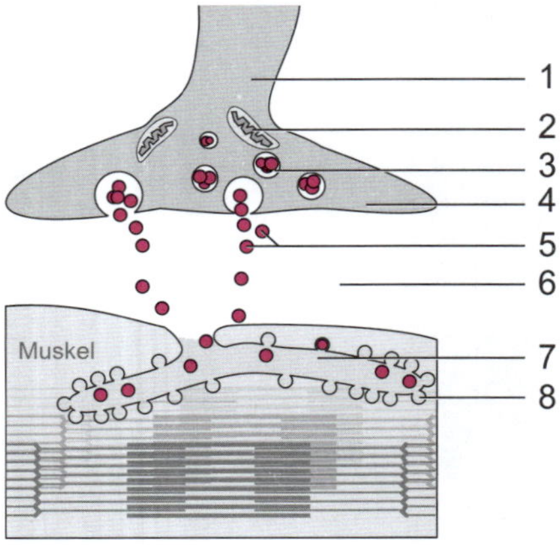

Abb. 2.9 Motorische Endplatte

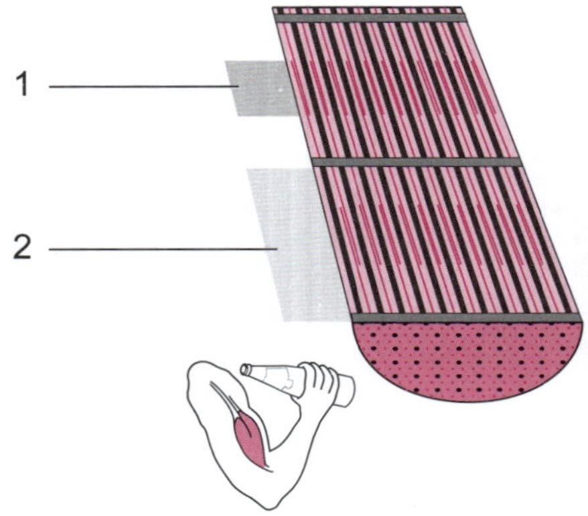

Abb. 2.10 Myofibrille (kontrahierter Muskel)

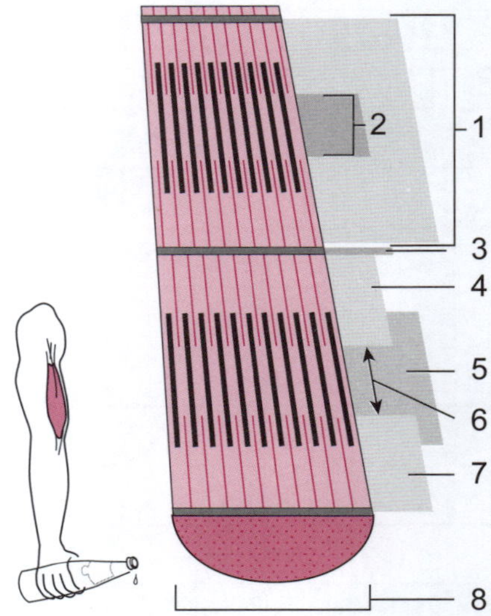

Abb. 2.11 Myofibrille (erschlaffter Muskel)

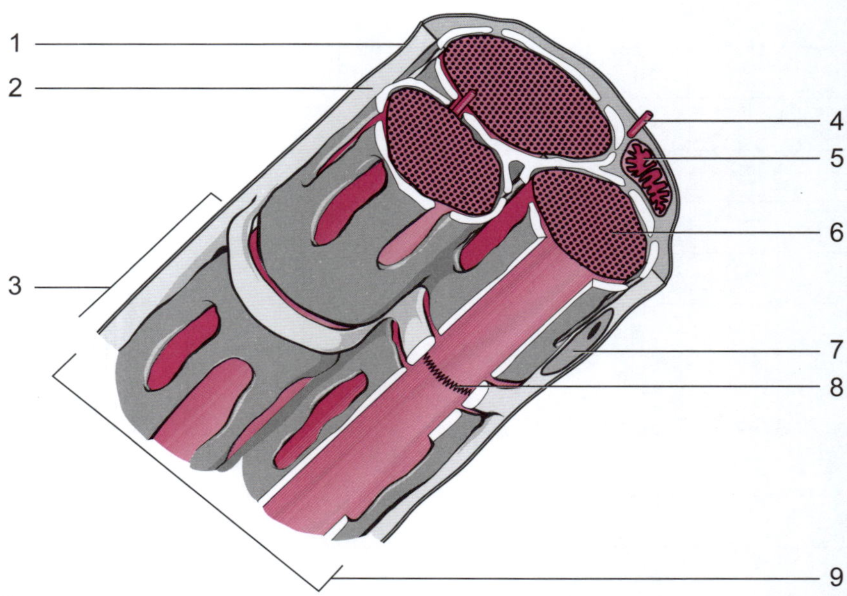

Abb. 2.12 Muskelfaser

Nummer	Deutsche Bezeichnung	Fachbegriff
Tab. 2.9 Motorische Endplatte		
1		
2	–	
3		
4		–
5		
6		–
7		–
8		–
Tab. 2.10 Myofibrille (kontrahierter Muskel)		
1	–	
2	–	
Tab. 2.11 Myofibrille (erschlaffter Muskel)		
1	–	
2		–
3		–
4	–	
5		
6		
7	–	
8	–	
Tab. 2.12 Muskelfaser		
1		
2		
3	–	
4		–
5	–	
6	–	
7		
8		–
9		–

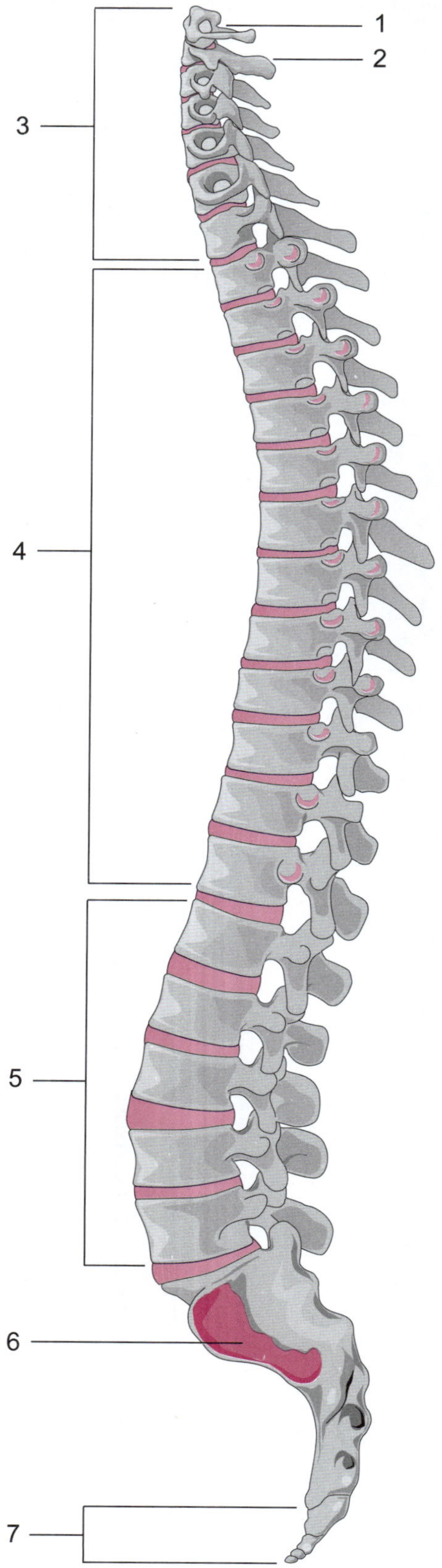

Abb. 2.13 Wirbelsäule

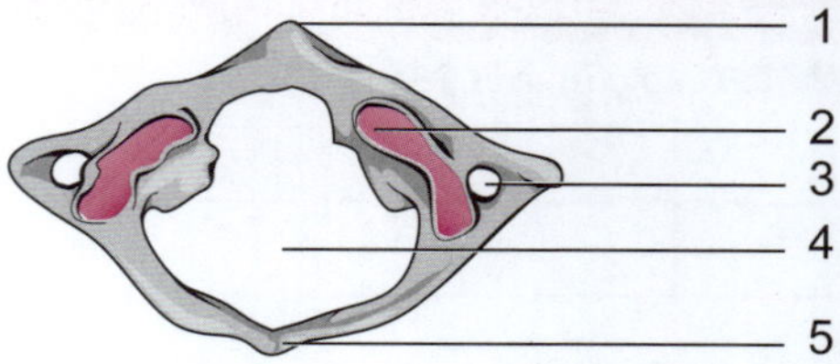

Abb. 2.14 Atlas von oben

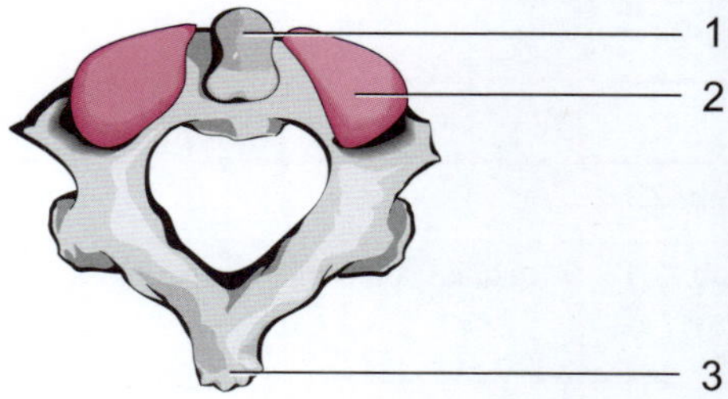

Abb. 2.15 Axis von oben

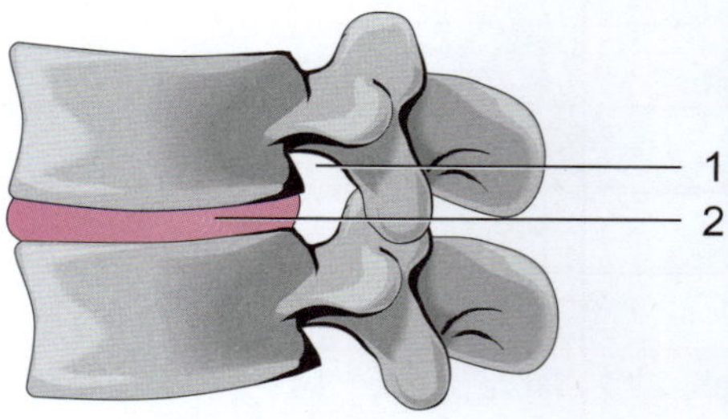

Abb. 2.16 Wirbelkörpersegment

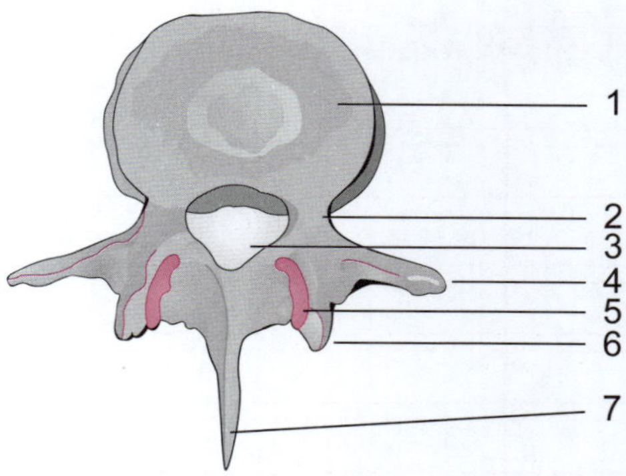

Abb. 2.17 Lendenwirbelkörper von oben

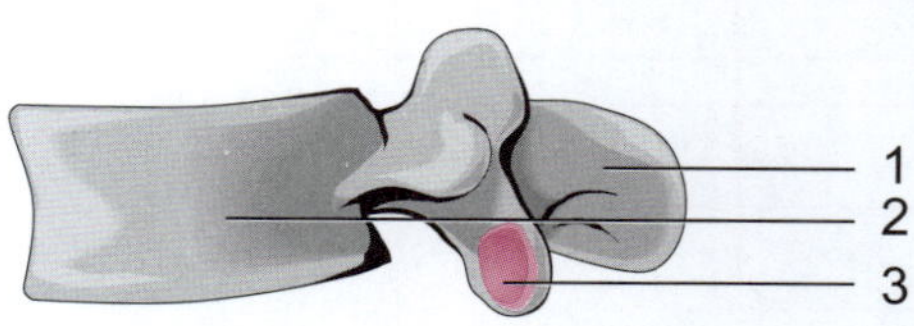

Abb. 2.18 Lendenwirbelkörper von der Seite

Nummer	Deutsche Bezeichnung	Fachbegriff
Tab. 2.13 Wirbelsäule		
1		
2		
3		
4		
5		
6		
7		
Tab. 2.14 Atlas von oben		
1		
2		
3		
4		
5		
Tab. 2.15 Axis von oben		
1		
2		
3		
Tab. 2.16 Wirbelkörpersegment		
1		
2		
Tab. 2.17 Lendenwirbelkörper von oben		
1		
2		
3		
4		
5		
6		
7		
Tab. 2.18 Lendenwirbelkörper von der Seite		
1		
2		
3		

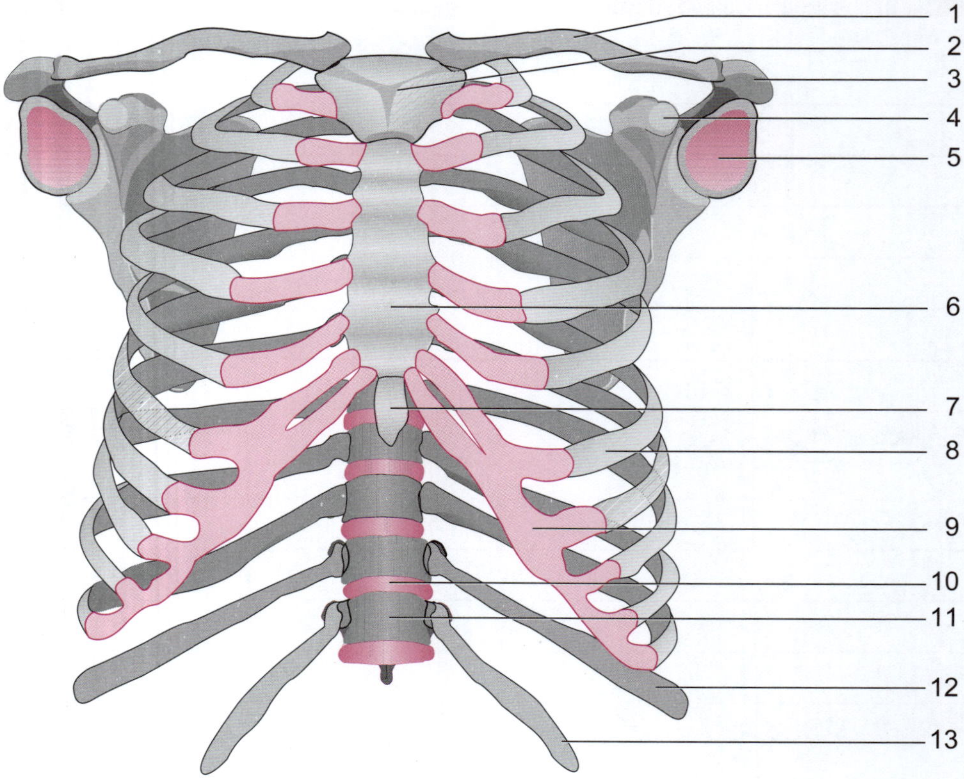

Abb. 2.19 Knöcherner Brustkorb

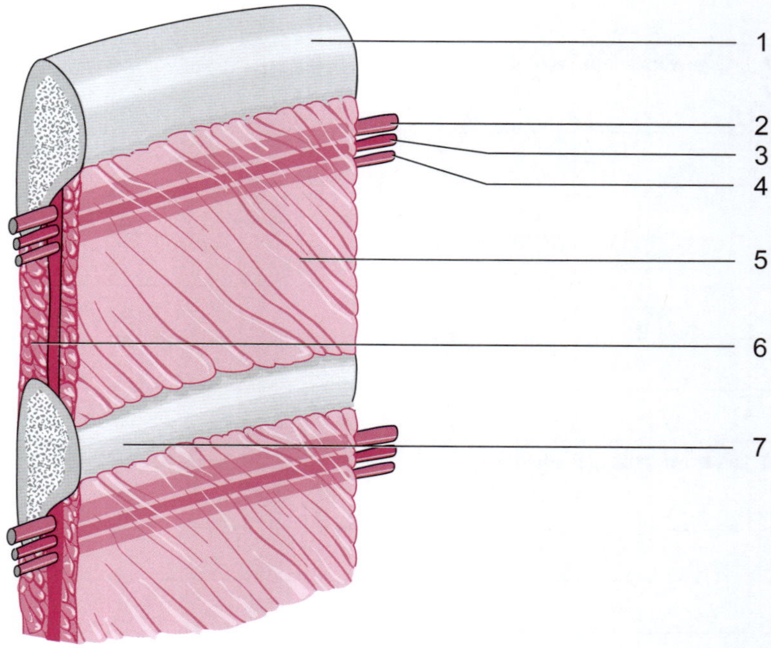

Abb. 2.20 Rippenzwischenraum (von innen)

Nummer	Deutsche Bezeichnung	Fachbegriff
Tab. 2.19	Knöcherner Brustkorb	
1		
2		
3		
4		
5		–
6		
7		
8		
9		
10		
11		
12		
13		
Tab. 2.20	Rippenzwischenraum (von innen)	
1		
2		
3		
4		
5		
6		
7		

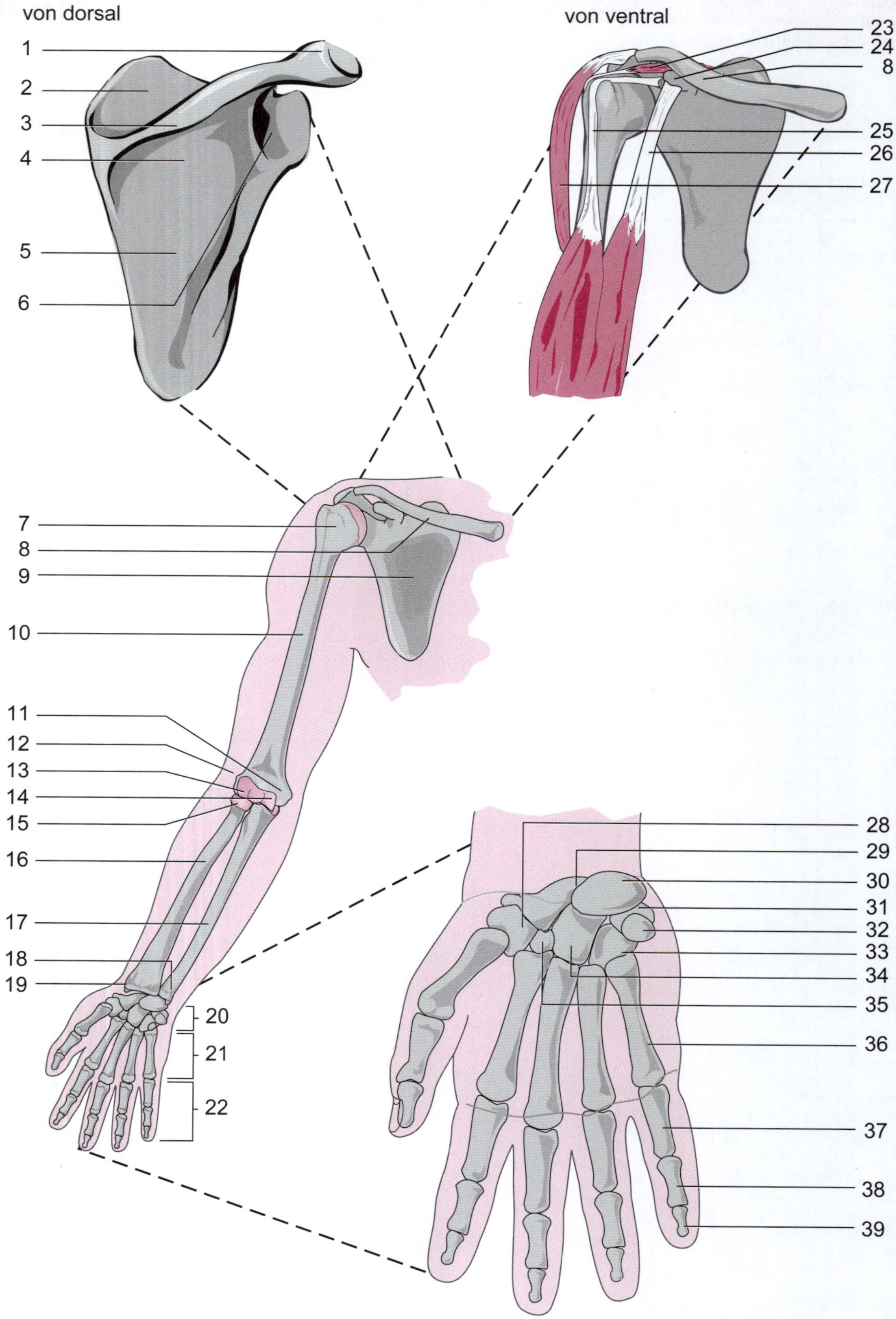

Abb. 2.21 Arm, Schultergürtel und Handskelett

Nummer	Deutsche Bezeichnung	Fachbegriff
Tab. 2.21	Arm, Schultergürtel und Handskelett	
1		
2		
3		
4		
5		
6		
7		
8		
9		
10		
11		
12		
13		
14		
15		
16		
17		
18		
19		
20		
21		
22		
23		
24		
25		–
26		–
27		
28		
29		
30		
31		
32		
33		
34		
35		
36		
37		
38		
39		

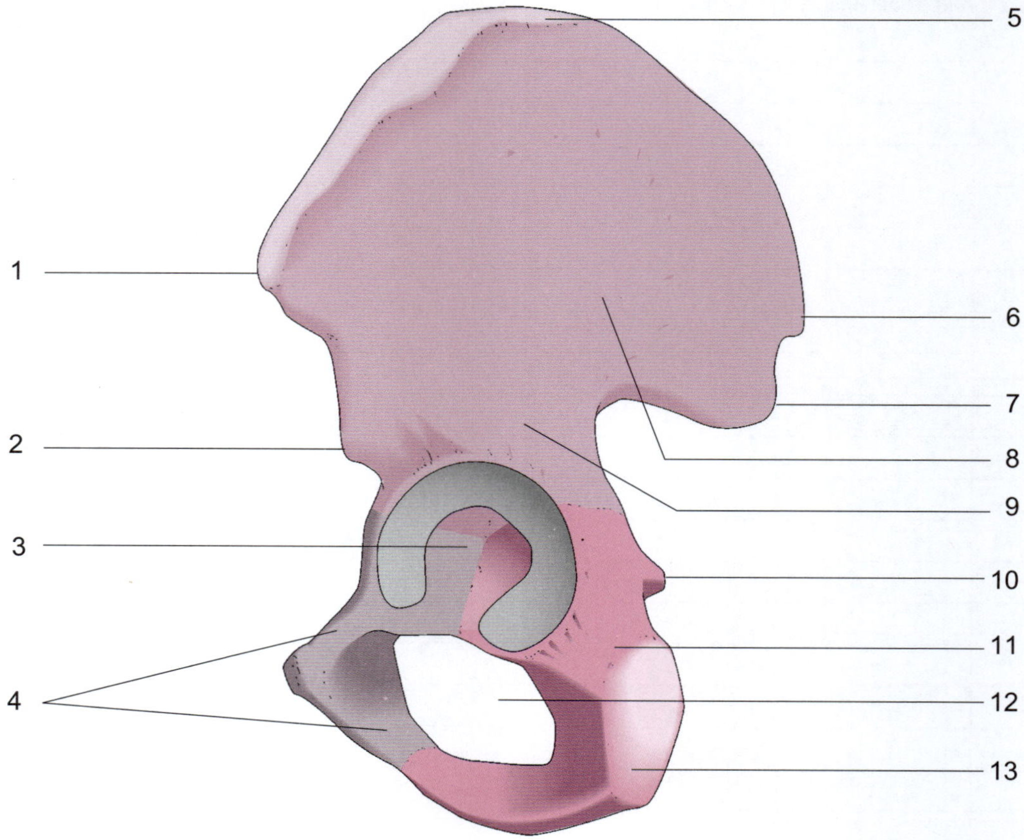

Abb. 2.22 Hüftbein (Os coxae), links, Ansicht von lateral [L190]

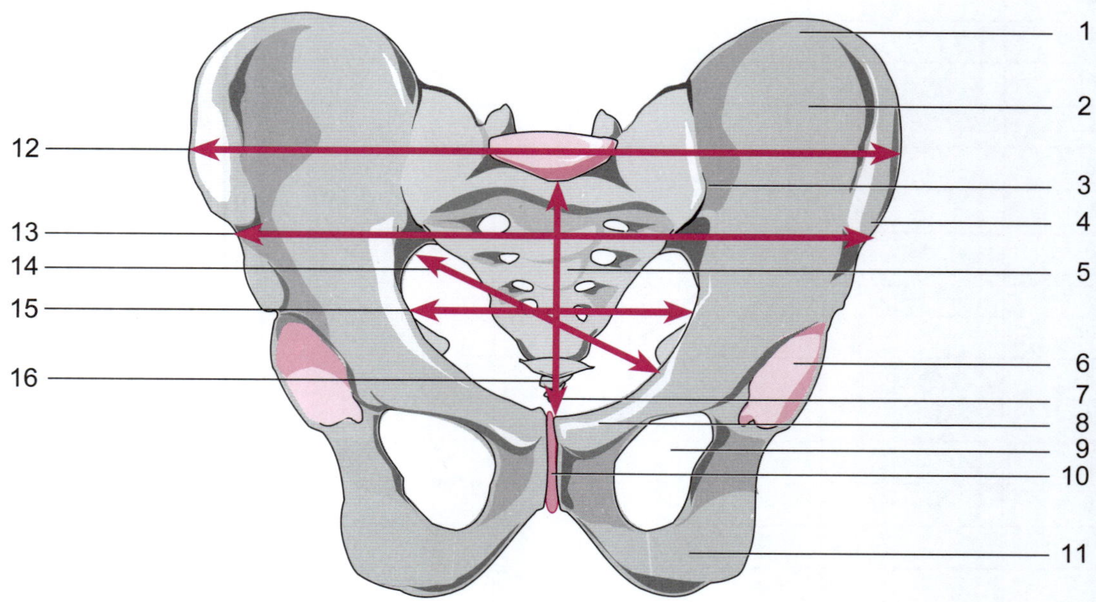

Abb. 2.23 Becken und Beckenmaße

Nummer	Deutsche Bezeichnung	Fachbegriff
Tab. 2.22 Hüftbein (Os coxae)		
1		
2		
3		
4		
5		
6		
7		
8		
9		
10		
11		
12		
13		
Tab. 2.23 Becken und Beckenmaße		
1		
2		
3		
4		
5		
6		
7		
8		
9		
10		
11		
12		
14		
15		
16		

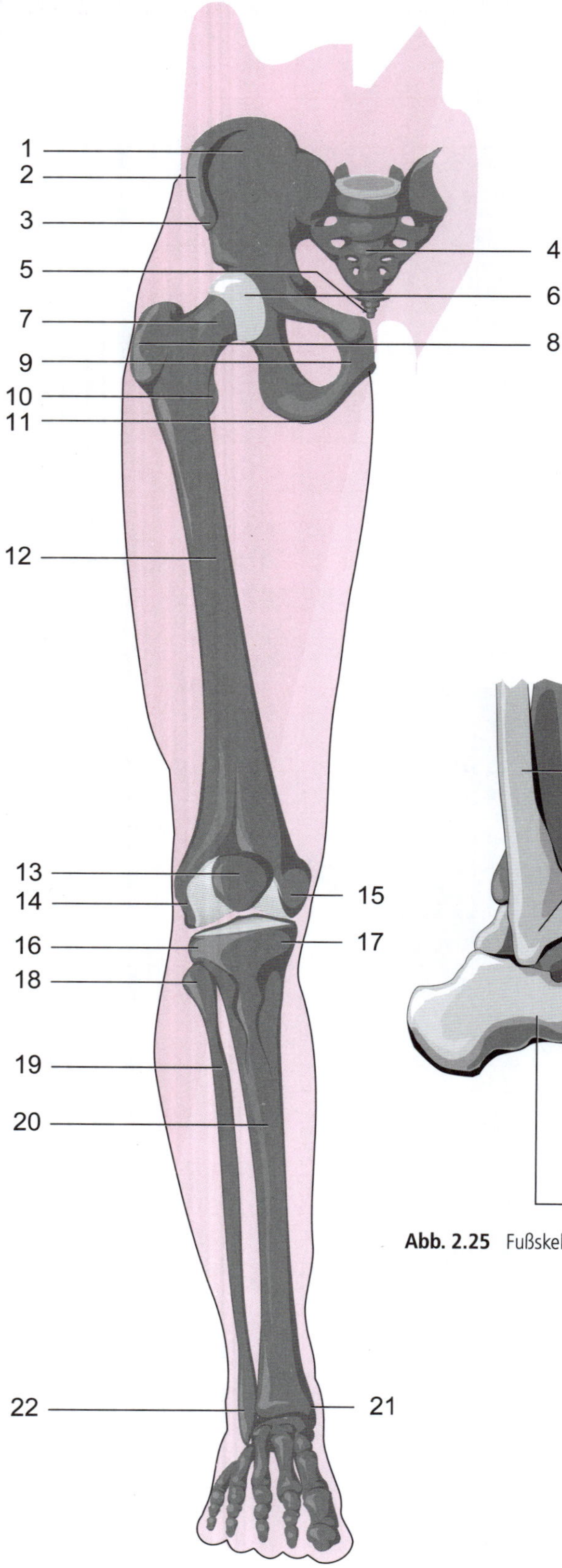

Abb. 2.24 Skelett des Beines

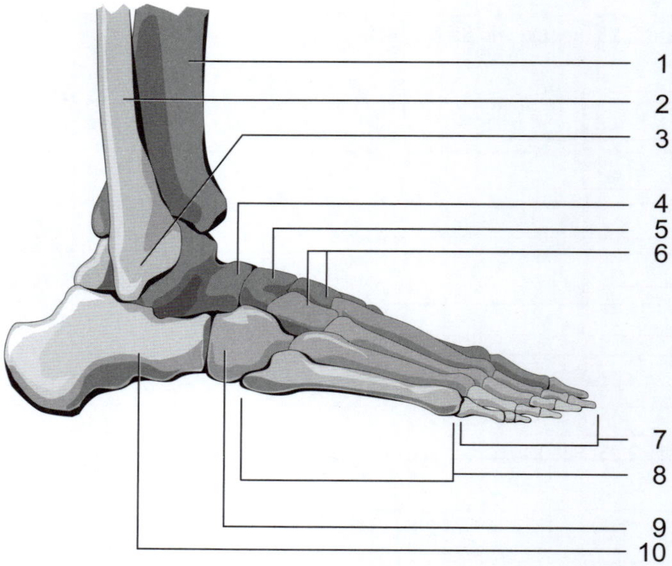

Abb. 2.25 Fußskelett

Nummer	Deutsche Bezeichnung	Fachbegriff
Tab. 2.24	Skelett des Beines	
1		
2		
3		
4		
5		
6		
7		
8		
9		
10		
11		
12		
13		
14		
15		
16		
17		
18		
19		
20		
21		
22		
Tab. 2.25	Fußskelett	
1		
2		
3		
4		
5		
6		
7		
8		
9		
10		

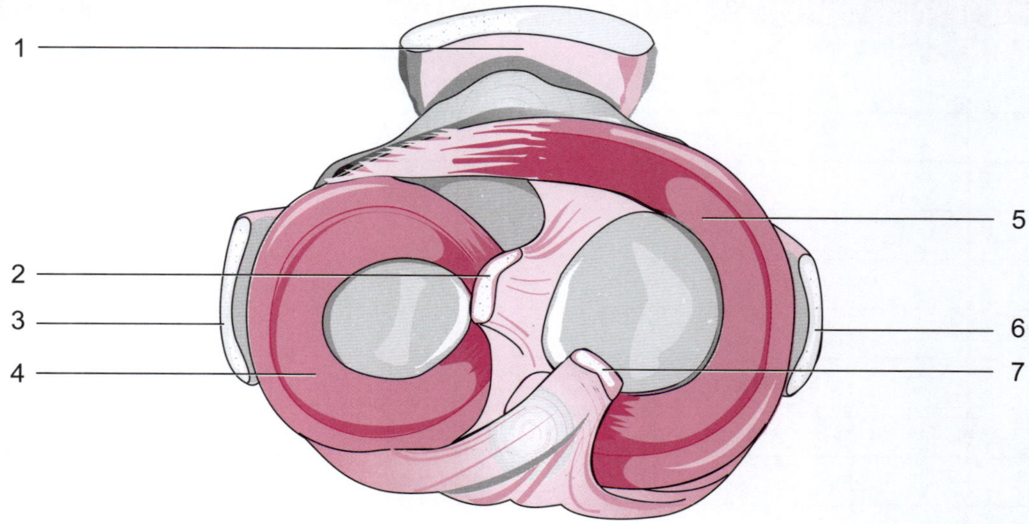

Abb. 2.26 Linkes Kniegelenk: Menisci und Bänder von oben

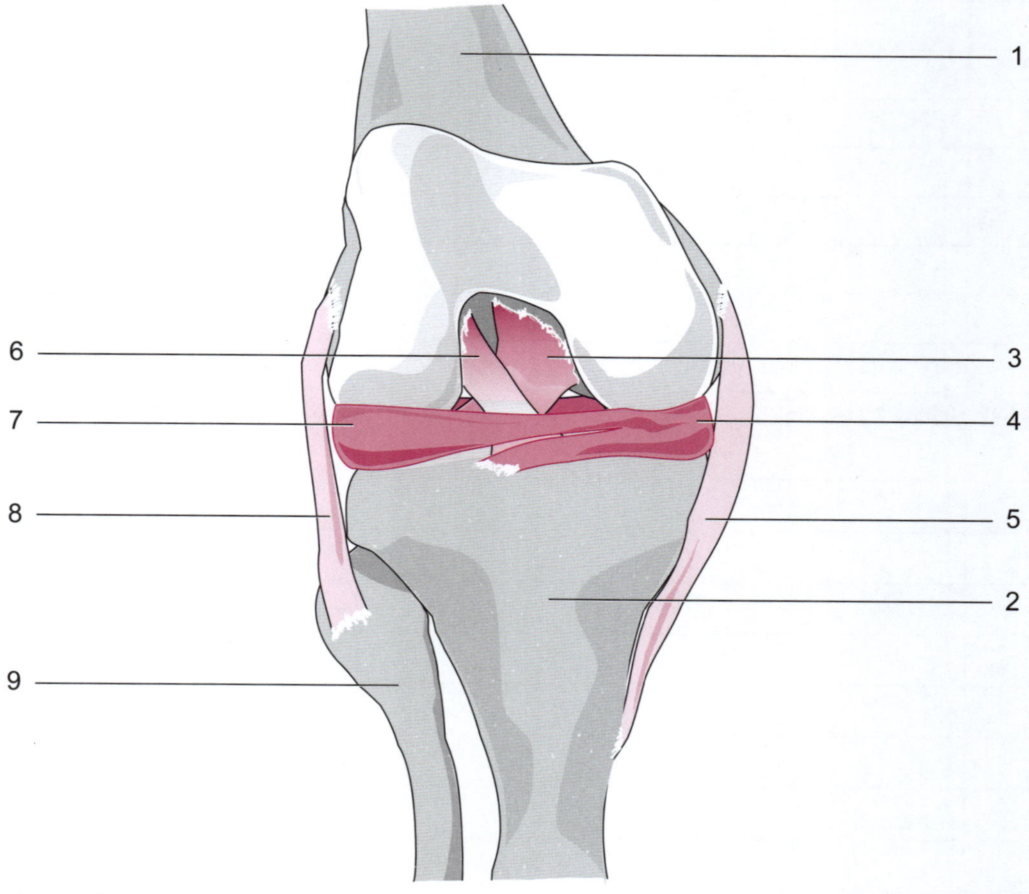

Abb. 2.27 Rechtes Kniegelenk von vorne

Nummer	Deutsche Bezeichnung	Fachbegriff
Tab. 2.26 Linkes Kniegelenk: Menisci und Bänder von oben		
1		
2		
3		
4		
5		
6		
7		
Tab. 2.27 Rechtes Kniegelenk von vorne		
1		
2		
3		
4		
5		
6		
7		
8		
9		

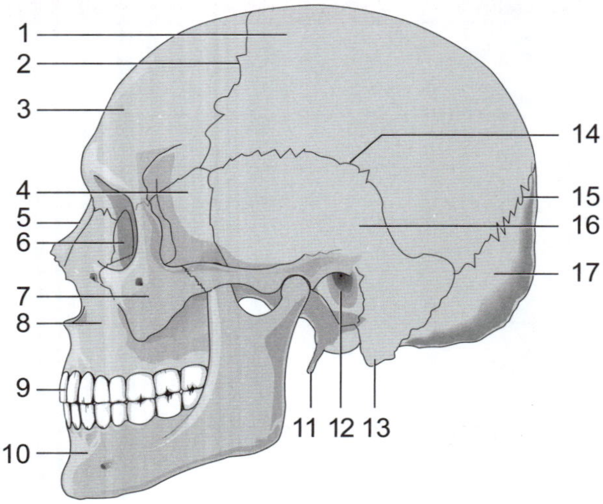

Abb. 2.28 Schädel seitlich

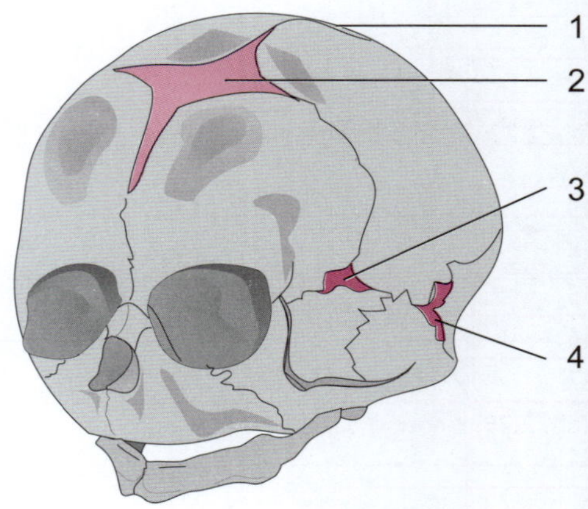

Abb. 2.29 Kinderschädel seitlich

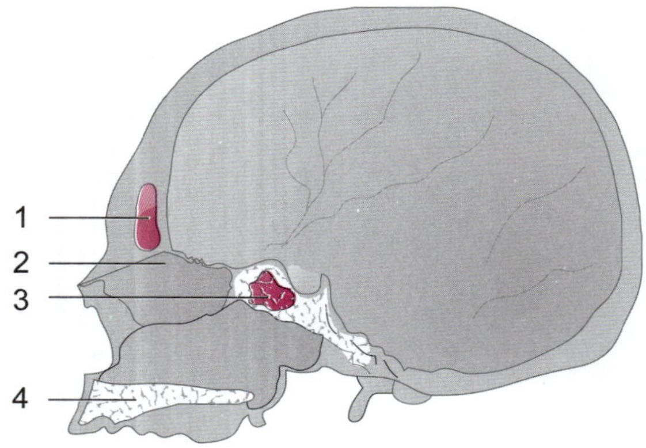

Abb. 2.30 Kinderschädel sagittal

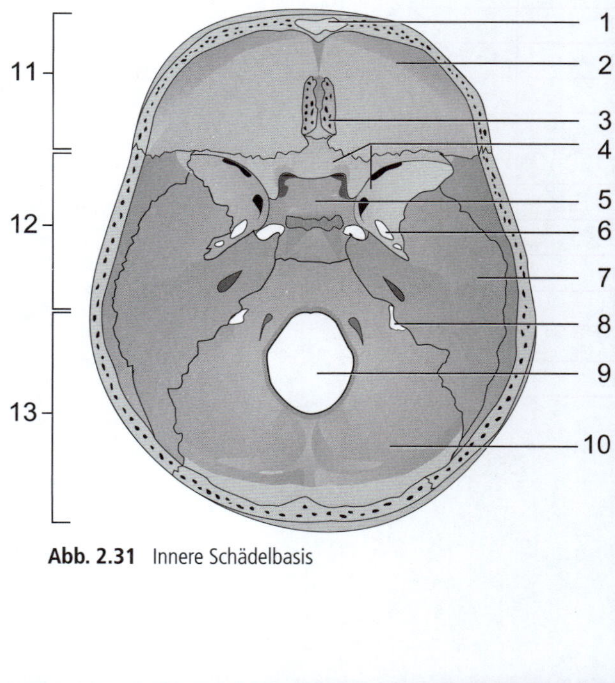

Abb. 2.31 Innere Schädelbasis

Nummer	Deutsche Bezeichnung	Fachbegriff
Tab. 2.28 Schädel seitlich		
1		
2		
3		
4		
5		
6		
7		
8		
9		
10		
11		
12		
13		
14		
15		
16		
17		
Tab. 2.29 Kinderschädel seitlich		
1		
2		
3		
4		
Tab. 2.30 Kinderschädel sagittal		
1		
2		
3		
4		
Tab. 2.31 Innere Schädelbasis		
1		
2		
3		
4		
5		
6		
7		
8		
9		
10		
11		
12		
13		

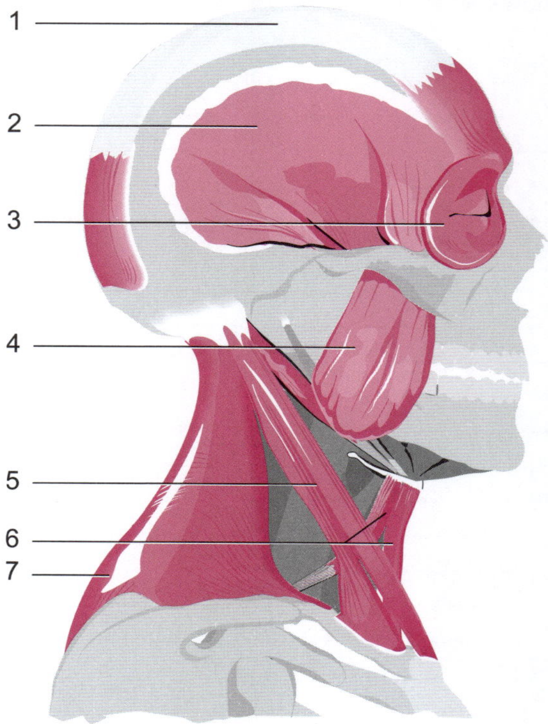

Abb. 2.32 Kopfmuskulatur von der Seite

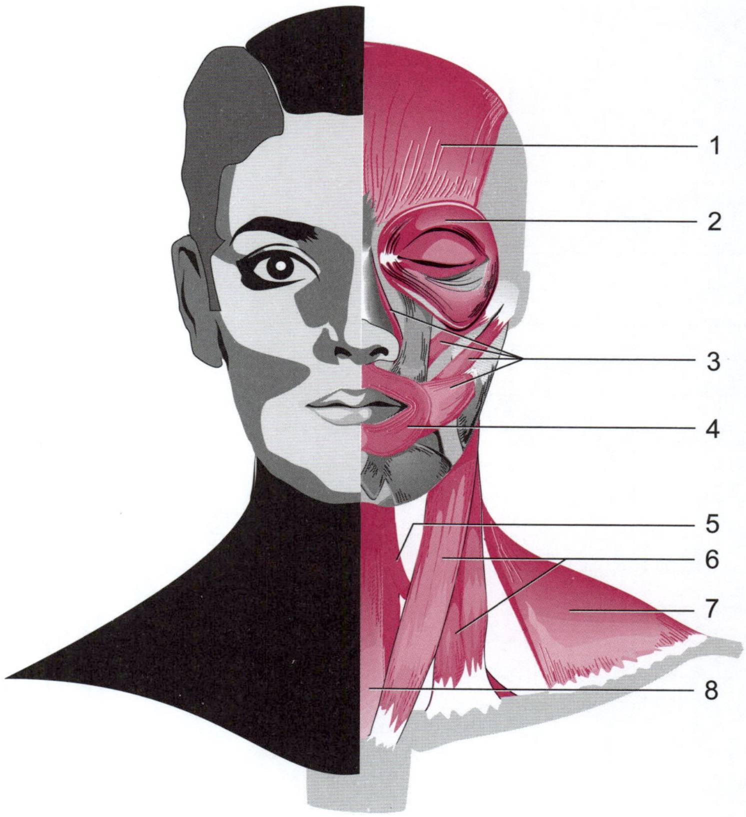

Abb. 2.33 Kopfmuskulatur von vorne

Nummer	Deutsche Bezeichnung	Fachbegriff
Tab. 2.32 Kopfmuskulatur von der Seite		
1		
2		
3		
4		
5		
6		
7		
Tab. 2.33 Kopfmuskulatur von vorne		
1		
2		
3		–
4		
5		
6		
7	–	
8		

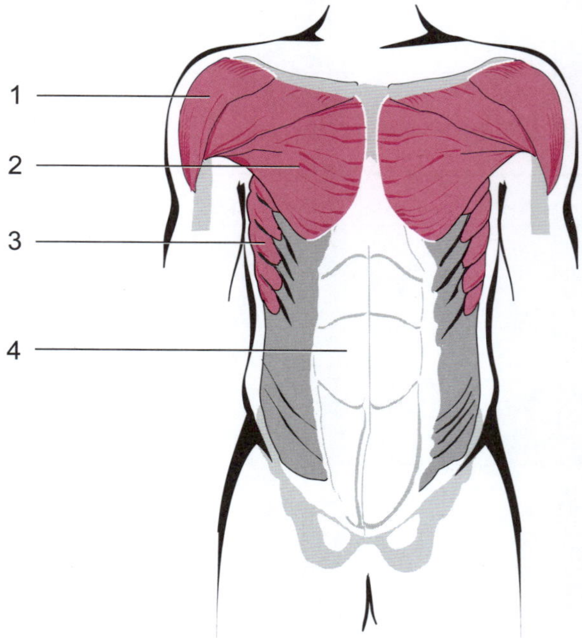

Abb. 2.34 Brustmuskulatur

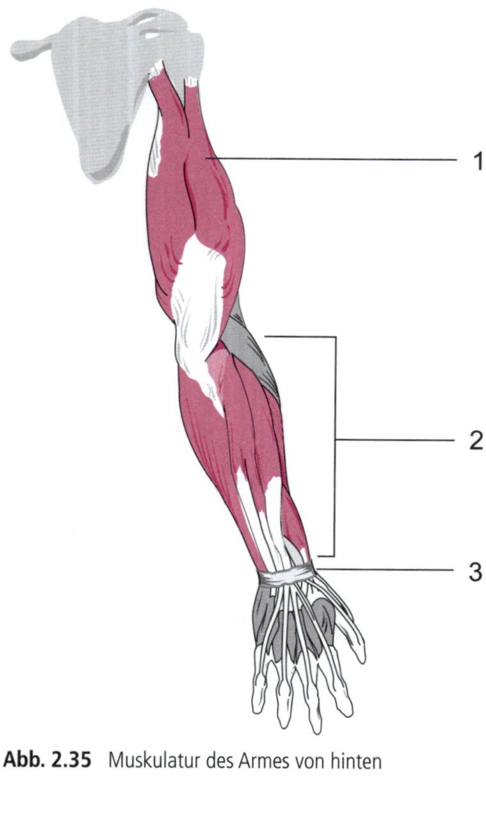

Abb. 2.35 Muskulatur des Armes von hinten

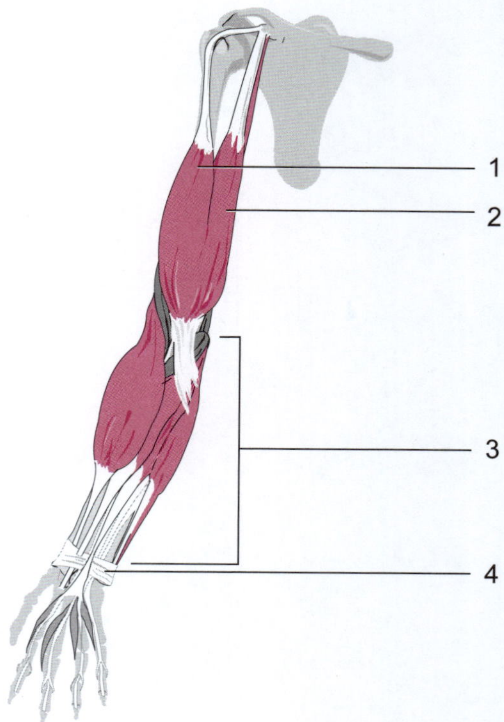

Abb. 2.36 Muskulatur des Armes von vorne

Nummer	Deutsche Bezeichnung	Fachbegriff
Tab. 2.34	Brustmuskulatur	
1		
2		
3		
4		
Tab. 2.35	Muskulatur des Armes von hinten	
1		
2		
3		
Tab. 2.36	Muskulatur des Armes von vorne	
1		
2		
3		
4		

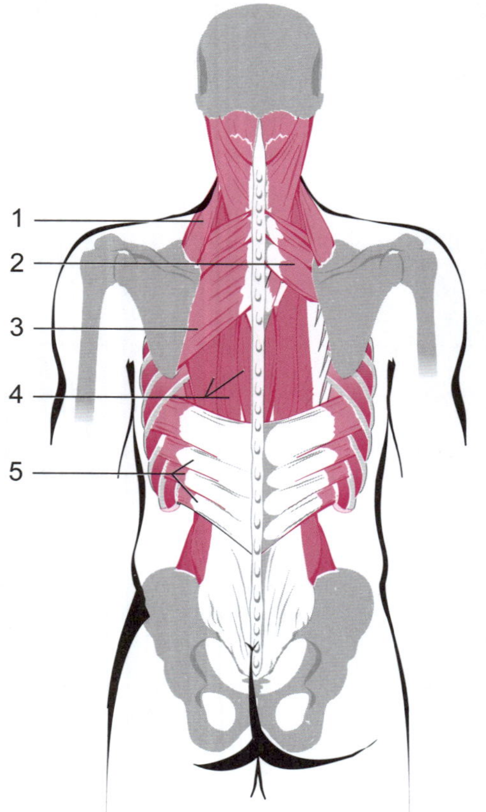

Abb. 2.37 Tiefe Rückenmuskulatur

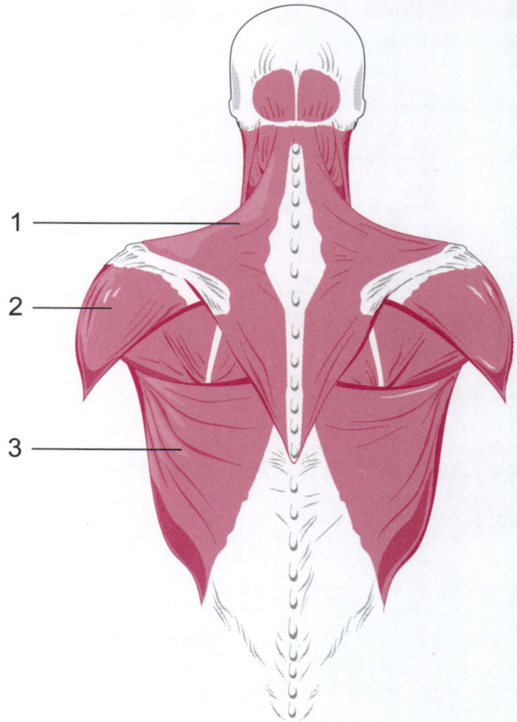

Abb. 2.38 Oberflächliche Rückenmuskulatur

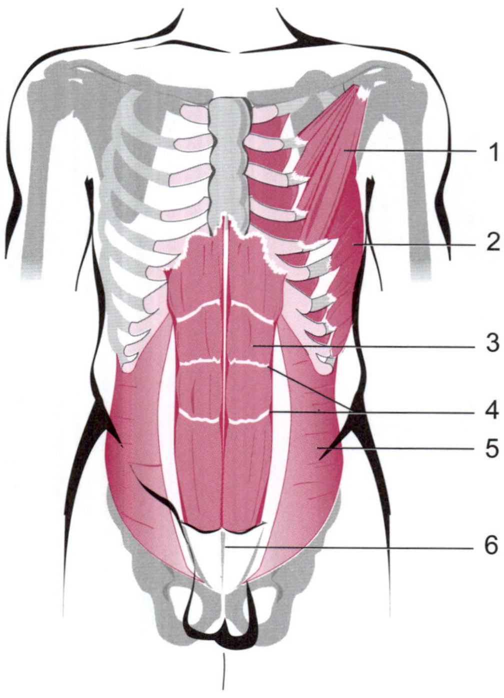

Abb. 2.39 Tiefe Brust- und Bauchmuskulatur

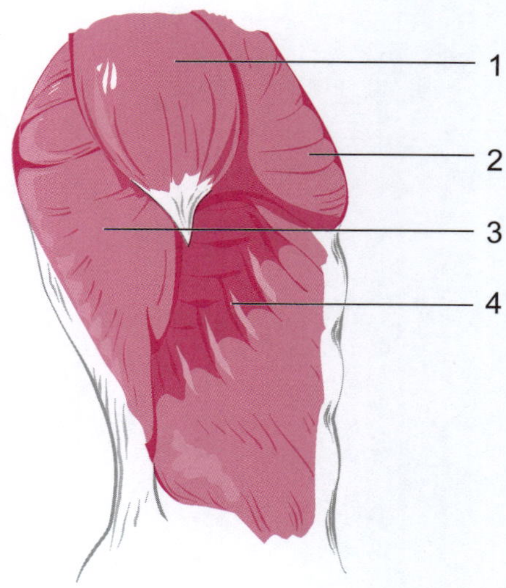

Abb. 2.40 Seitliche Rumpfmuskulatur

Nummer	Deutsche Bezeichnung	Fachbegriff
Tab. 2.37	Tiefe Rückenmuskulatur	
1		
2		
3		
4		
5		
Tab. 2.38	Oberflächliche Rückenmuskulatur	
1		
2		
3		
Tab. 2.39	Tiefe Brust- und Bauchmuskulatur	
1		
2		
3		
4		–
5		
6		
Tab. 2.40	Seitliche Rumpfmuskulatur	
1		
2		
3		
4		

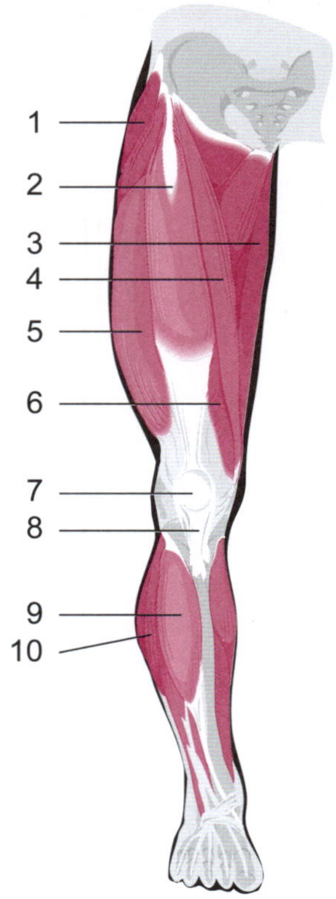

Abb. 2.41 Beinmuskulatur von vorne I

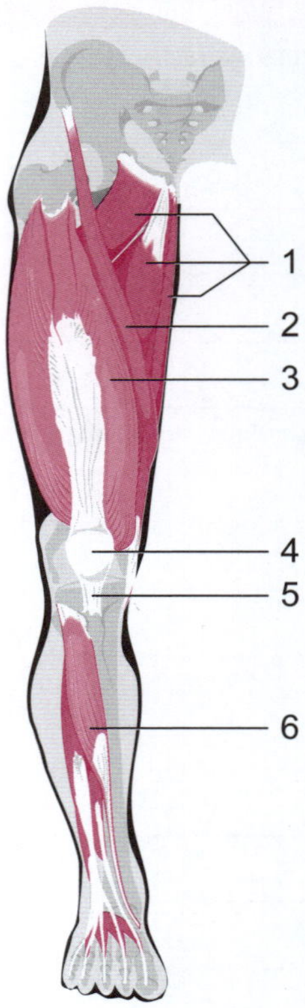

Abb. 2.42 Beinmuskulatur von vorne II

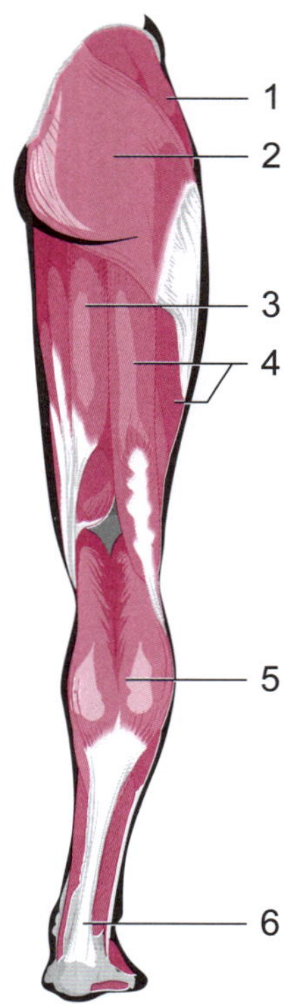

Abb. 2.43 Beinmuskulatur von hinten

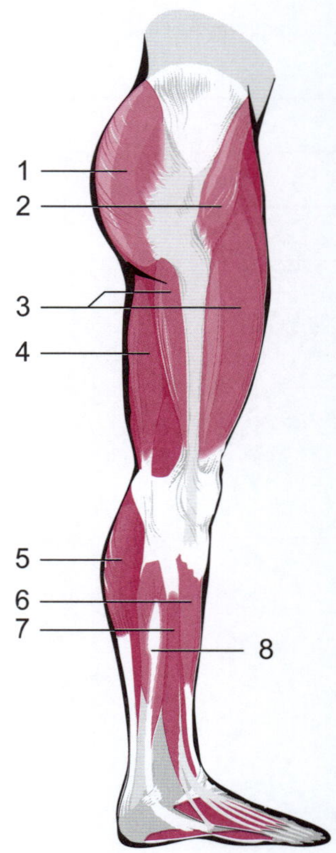

Abb. 2.44 Beinmuskulatur von der Seite

Nummer	Deutsche Bezeichnung	Fachbegriff
Tab. 2.41 Beinmuskulatur von vorne I		
1		
2		
3		
4		
5		
6		
7		
8		
9		
10		
Tab. 2.42 Beinmuskulatur von vorne II		
1		
2		
3		
4		
5		
6		
Tab. 2.43 Beinmuskulatur von hinten		
1		
2		
3		
4		
5		
6		
Tab. 2.44 Beinmuskulatur von der Seite		
1		
2		
3		
4		
5		
6		
7		
8		

Aufgabe 2.1 Beckengürtel

Welche der folgenden Aussagen zum Beckengürtel sind richtig?

a. Der Beckengürtel besteht aus dem Steißbein und den beiden Hüftbeinen, die zusammen eine ringförmige Struktur bilden.
b. Das Hüftbein besitzt ein großes Loch, das weitgehend durch einen Bindegewebsraum verschlossen ist und als Muskelursprung dient.
c. Im Bereich der Symphyse stoßen die beiden Hüftbeine aneinander und bilden eine straffe Amphiarthrose.
d. Der Raum innerhalb des Beckengürtels wird als Becken bezeichnet. Es wird durch eine ringförmige Linie auf der Innenseite des Beckengürtels in zwei Etagen getrennt.

Aufgabe 2.2 Schädelnähte

Die Schädelknochen stoßen an den Schädelnähten aneinander und sind dort synarthrotisch miteinander verwachsen. Nennen Sie die Schädelnähte und beschreiben Sie deren Lokalisation anhand der Schädelknochen.

____

____

____

Aufgabe 2.3 Skelettmuskeln

Ergänzen Sie bitte die folgende Textpassage mit den unten stehenden Begriffen.

Jeder ____________ setzt sich aus einer unterschiedlichen Anzahl an ____________ zusammen. Diese werden von ____________ zusammengehalten und bilden dadurch einzelne ____________. Der gesamte Muskel ist außen von einer ____________, ____________ umgeben, die auch ____________ genannt wird. Sie dient zum ____________ und ____________ des Muskels. Die Teilspannung eines Muskels in Ruhe wird als ____________ bezeichnet. Nur ein Teil der Muskelfasern ist dabei ____________.

kontrahiert, Zusammenhalt, Bindegewebehüllen, Bündel, Muskelfaszie, Muskelfasern, straffen, Skelettmuskel, kollagenfaserigen Bindegewebehülle, Muskeltonus, Schutz

Aufgabe 2.4 Rückenmuskeln (oberflächliche Muskelgruppen)

Nennen Sie die einzelnen Muskeln der oberflächlichen Rückenmuskulatur.

____

____

____

Aufgabe 2.5 Beckenmaße

Nennen Sie bitte fünf Beckenmaße.

____

____

____

KAPITEL

3 Herz-Kreislauf-System

Das Herz (Cor) ist ein muskuläres Hohlorgan. Es liegt im Mediastinum zwischen den beiden Lungenflügeln und bildet zusammen mit den Blutgefäßen das Herz-Kreislauf-System. Das Herz wirkt dabei als zentrale Kreislaufpumpe, welche die Transportvorgänge in den Blutgefäßen antreibt.

Herz

Das Herz ist durch die Herzscheidewand (Septum) in eine linke und eine rechte Hälfte unterteilt. Diese bestehen jeweils aus einem Vorhof (Atrium) und einer Kammer (Ventrikel). Vorhöfe und Kammern sind durch Segelklappen voneinander getrennt. Rechte Kammer und Lungenarterienstamm sowie linke Kammer und Aorta sind durch Taschenklappen abgetrennt.

Aufbau der Herzwand

Die Herzwand ist aus drei Schichten aufgebaut. Die innere Schicht ist das dünne Endokard. Die mittlere Schicht, das Myokard, bildet den muskulären Anteil der Herzwand, der die Herzkontraktionen ermöglicht. Das Epikard liegt als äußerste Schicht auf dem Myokard auf. Es bildet zusammen mit dem Perikard den Herzbeutel.

Herzzyklus

Der Pumpmechanismus des Herzens beruht auf einer koordiniert ablaufenden Kontraktion. Die Kontraktionsphase heißt Systole, die Erschlaffungsphase Diastole.

Erregungsbildung und Erregungsleitung

Für die rhythmischen Kontraktionen der Herzmuskulatur ist das autonome, vom willkürlichen Nervensystem unabhängige Erregungsbildungs- und Erregungsleitungssystem des Herzens verantwortlich. Das übergeordnete Erregungsbildungszentrum ist der Sinusknoten. Von dort läuft die Erregung über AV-Knoten, His-Bündel, Kammerschenkel und Purkinje-Fasern. Von da aus geht sie auf die Herzmuskulatur über und führt zur Kontraktion. Die Herzaktion geht mit elektrischen Spannungsveränderungen einher. Diese können abgeleitet und als Elektrokardiogramm (EKG) aufgezeichnet werden.

Kreislauf- und Gefäßsystem

Neben dem Herzen gehören die Blutgefäße zum Herz-Kreislauf-System. Sie bilden ein geschlossenes Röhrensystem, das aus zwei hintereinander geschalteten Teilkreisläufen besteht: dem Körperkreislauf und dem Lungenkreislauf. Der Körperkreislauf beginnt mit dem aus der linken Kammer austretenden Aortenbogen. Hier entspringen Gefäße für Kopf, Hals und Arme. Im Bauchraum gehen weitere große Gefäßstämme ab, die vor allem Magen-Darm-Trakt, Leber und Nieren versorgen. Schließlich teilt sich die Bauchaorta in zwei große Stämme, die in die Beine ziehen. Das Blut fließt über die Aorta in Arterien, Arteriolen und Kapillaren in den Körperkreislauf. Venen sammeln das Blut wieder und führen es über die Hohlvenen zurück zum rechten Herzen. Von dort wird es durch die Lunge gepumpt und erreicht anschließend erneut das linke Herz. Zwischen Arterien und Venen liegen die extrem dünnwandigen Kapillaren, die den Stoffaustausch mit dem Gewebe ermöglichen. Arterien und Venen sind aus drei Schichten aufgebaut: Tunica interna, media und externa.

❚❚ Mit zunehmendem Alter lässt die Leistungsfähigkeit des Herzens nach. Die maximale Herzfrequenz sinkt um bis zu 25 %. Auch die Kraft des Herzmuskels, das Schlagvolumen und damit auch das Herz-Minuten-Volumen nehmen ab. Folglich sinkt die körperliche Belastbarkeit. Zudem verringert sich ab dem 30. Lebensjahr die Elastizität der Blutgefäße durch arteriosklerotische Ablagerungen. Dies führt zu einem erhöhten systolischen und diastolischen Blutdruck sowie einer verzögerten Blutdruckregulation. ❚❚

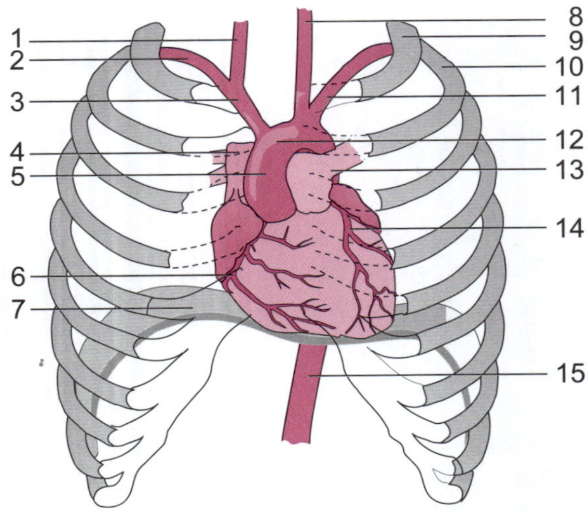

Abb. 3.1 Lage des Herzens von vorne

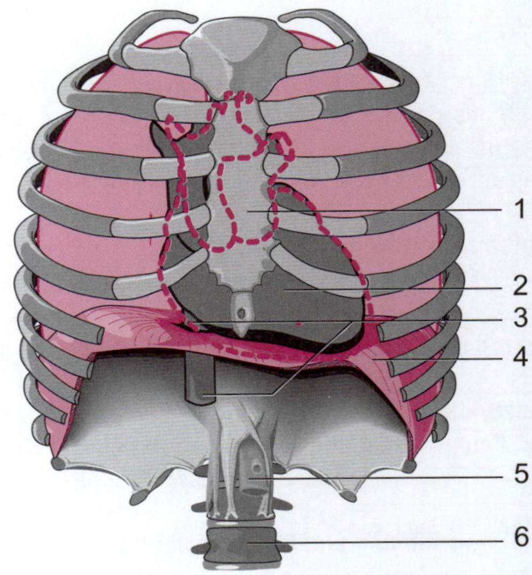

Abb. 3.2 Lage des Herzens im knöchernen Thorax

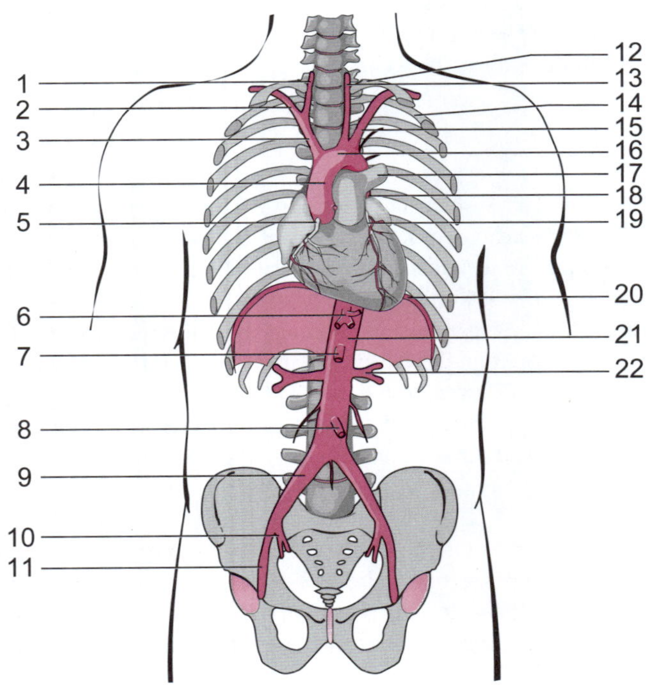

Abb. 3.3 Lage von Herz und Aorta

Nummer	Deutsche Bezeichnung	Fachbegriff
Tab. 3.1 Lage des Herzens von vorne		
1		
2		
3		
4		
5		
6		
7		
8		
9		
10		
11		
12		
13		
14		
15		
Tab. 3.2 Lage des Herzens im knöchernen Thorax		
1		
2		
3		
4		
5		
6		
Tab. 3.3 Lage von Herz und Aorta		
1		
2		
3		
4		
5		
6		
7		
8		
9		
10		
11		
12		
13		
14		
15		
16		
17		
18		
19		
20		
21		
22		

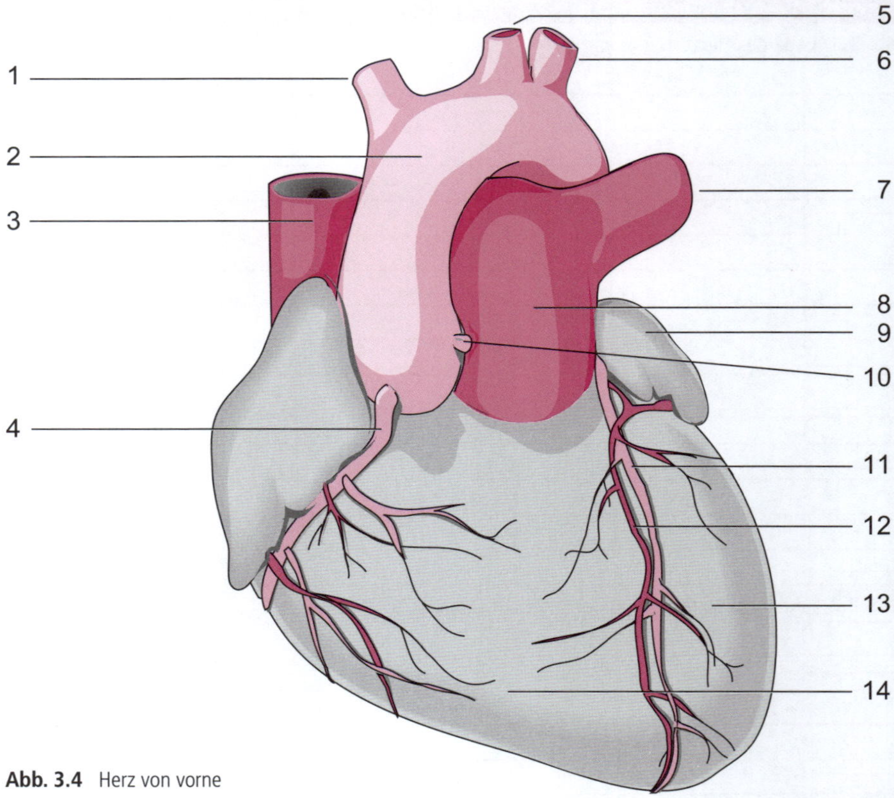

Abb. 3.4 Herz von vorne

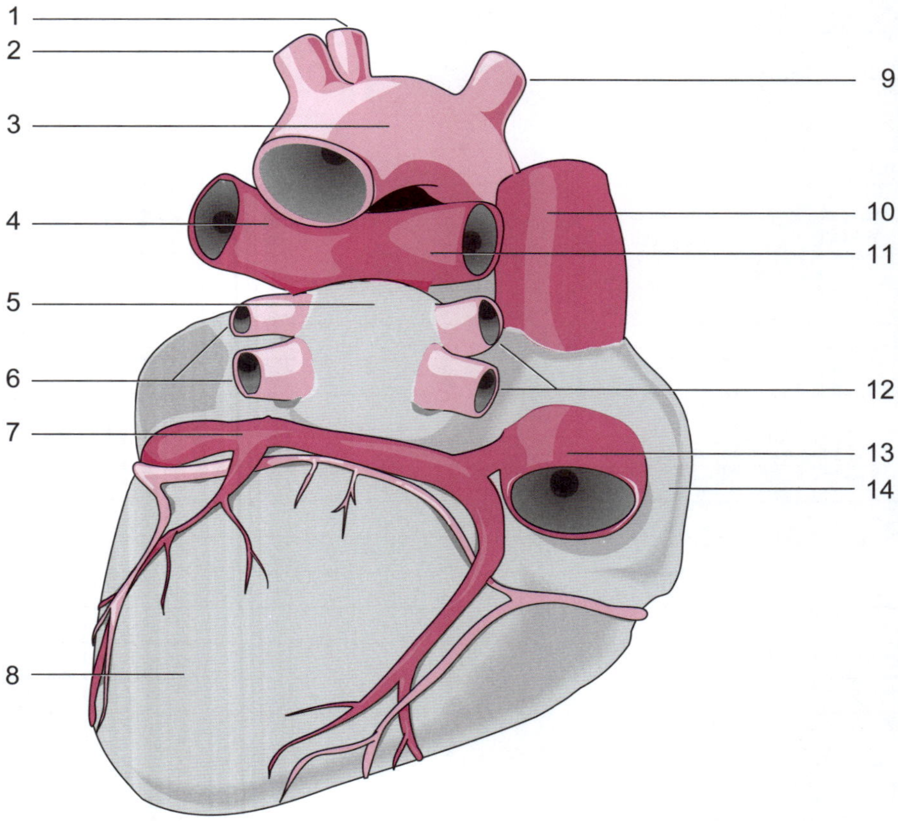

Abb. 3.5 Herz von hinten

Nummer	Deutsche Bezeichnung	Fachbegriff
Tab. 3.4 Herz von vorne		
1		
2		
3		
4		
5		
6		
7		
8		
9		
10		
11		
12		
13		
14		
Tab. 3.5 Herz von hinten		
1		
2		
3		
4		
5		
6		
7		
8		
9		
10		
11		
12		
13		
14		

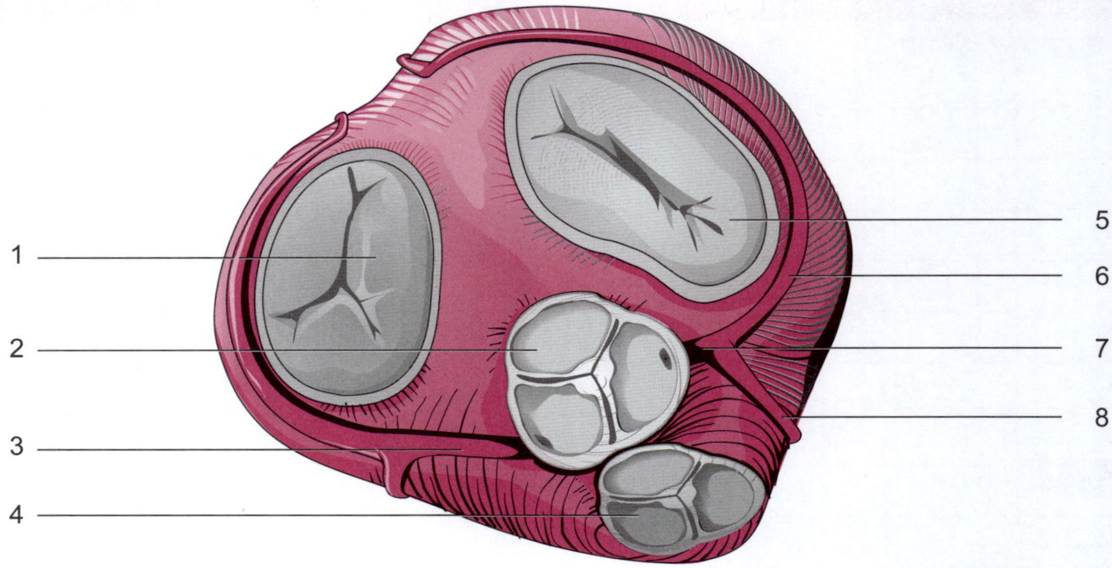

Abb. 3.6 Herzklappen von oben

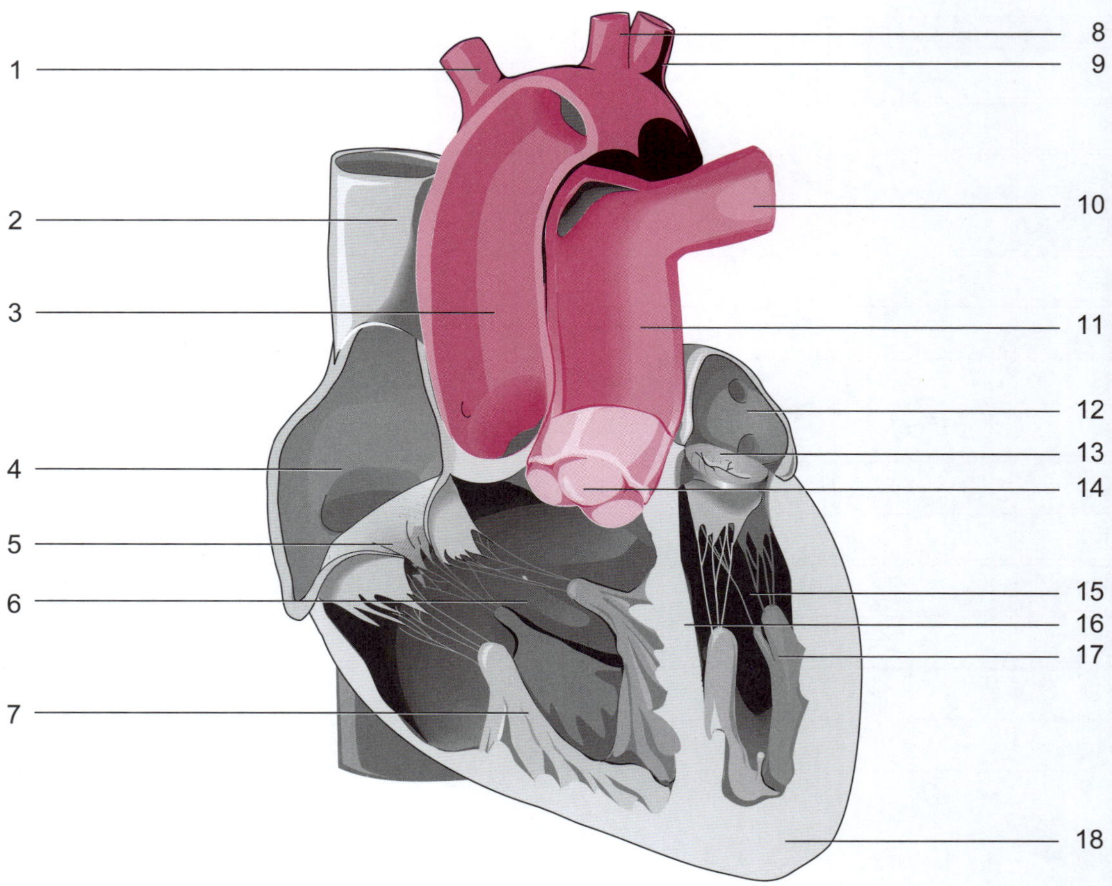

Abb. 3.7 Herzschnitt längs

Nummer	Deutsche Bezeichnung	Fachbegriff
Tab. 3.6 Herzklappen von oben		
1		
2		
3		
4		
5		
6		
7		
8		
Tab. 3.7 Herzschnitt längs		
1		
2		
3		
4		
5		
6		
7		
8		
9		
10		
11		
12		
13		
14		
15		
16		
17		
18		

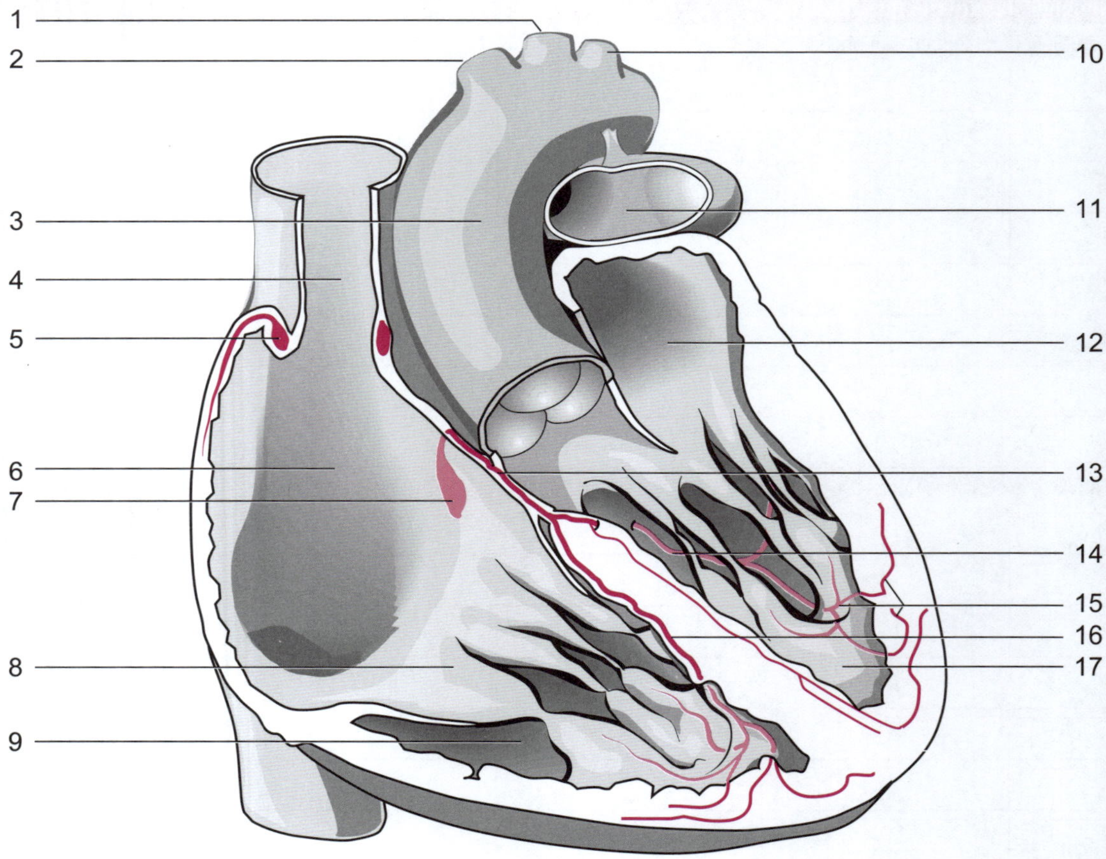

Abb. 3.8 Erregungsleitungssystem des Herzens

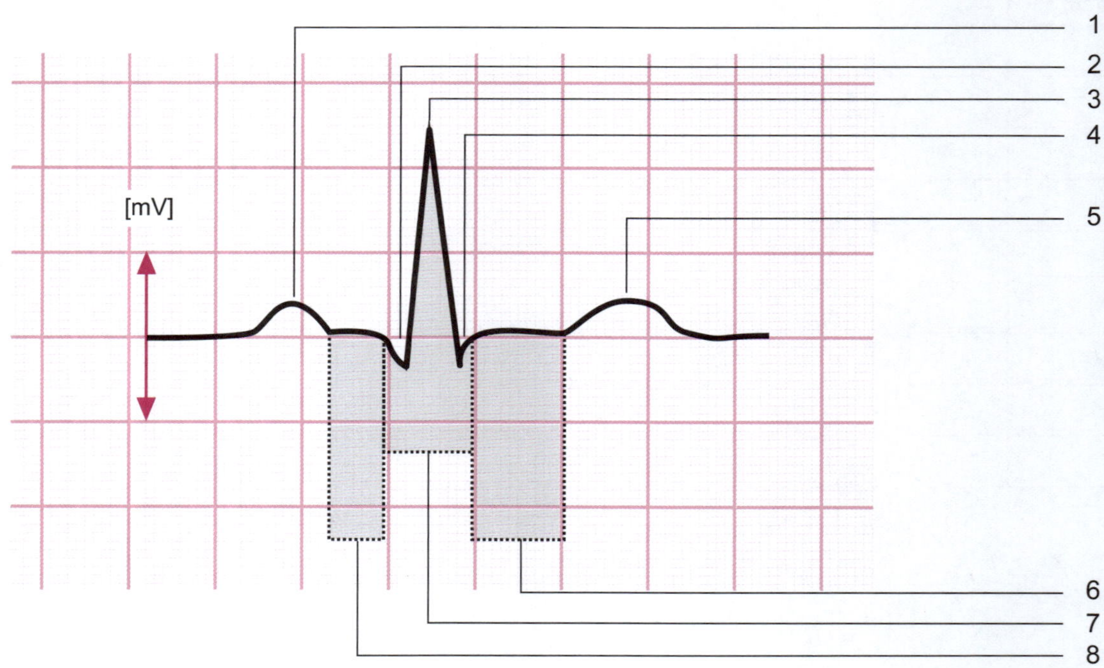

Abb. 3.9 Elektrokardiogramm (EKG)

Nummer	Deutsche Bezeichnung	Fachbegriff
Tab. 3.8 Erregungsleitungssystem des Herzens		
1		
2		
3		
4		
5		
6		
7		
8		–
9		
10		
11		
12		
13		
14		–
15		
16		–
17		
Tab. 3.9 Elektrokardiogramm (EKG)		
1		–
2		–
3		–
4		–
5		–
6		–
7		–
8		–

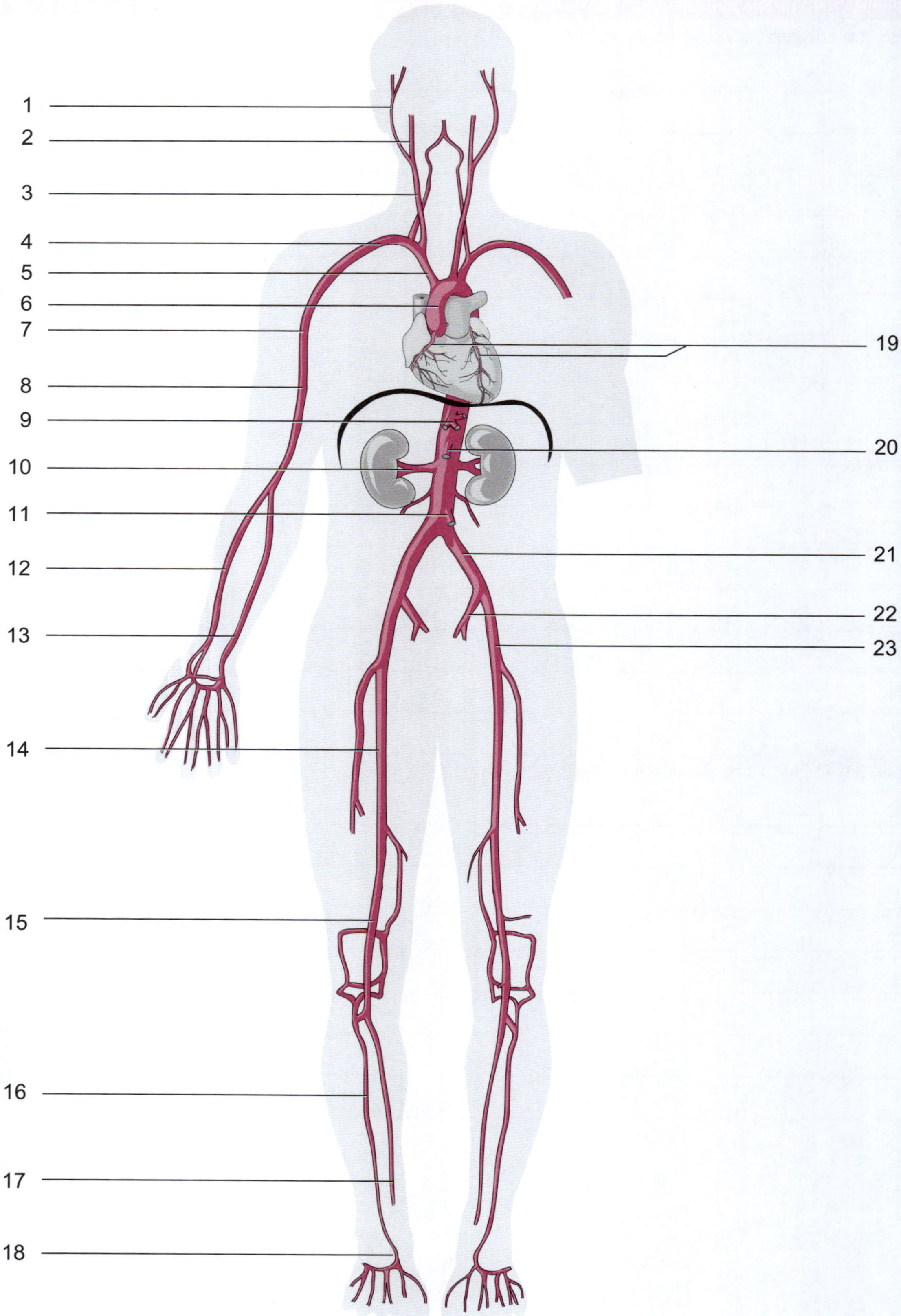

Abb. 3.10 Arterielles Gefäßsystem

Nummer	Deutsche Bezeichnung	Fachbegriff
Tab. 3.10 Arterielles Gefäßsystem		
1		
2		
3		
4		
5	–	
6		
7		
8		
9		
10	–	
11		
12		
13		
14		
15		
16		
17		
18		
19		
20		
21		
22		
23		

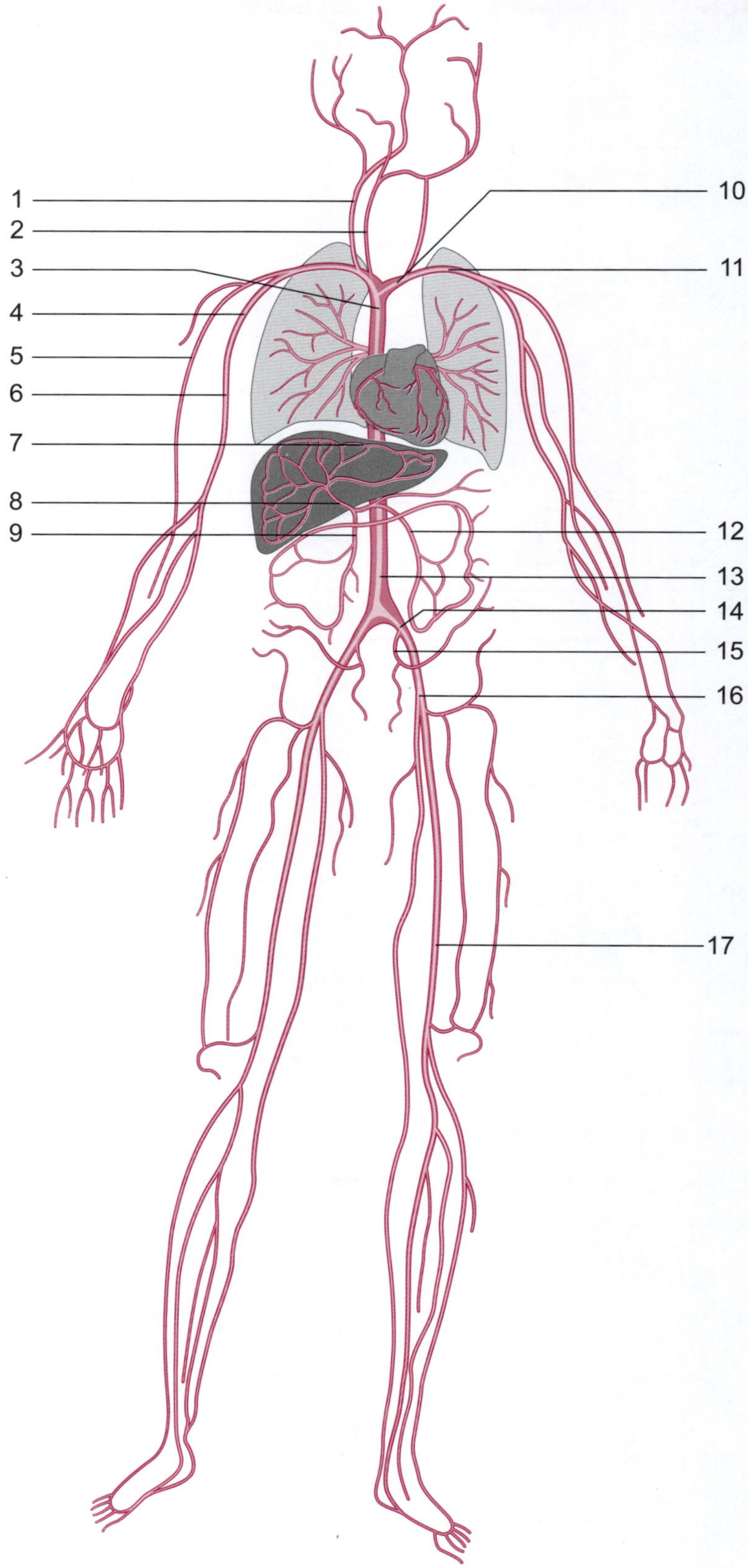

Abb. 3.11 Venöses Gefäßsystem [L231/L126]

Nummer	Deutsche Bezeichnung	Fachbegriff
Tab. 3.11	Venöses Gefäßsystem	
1		
2		
3		
4		
5		
6		
7		
8		
9		
10	–	
11		
12		
13		
14		
15		
16		
17		

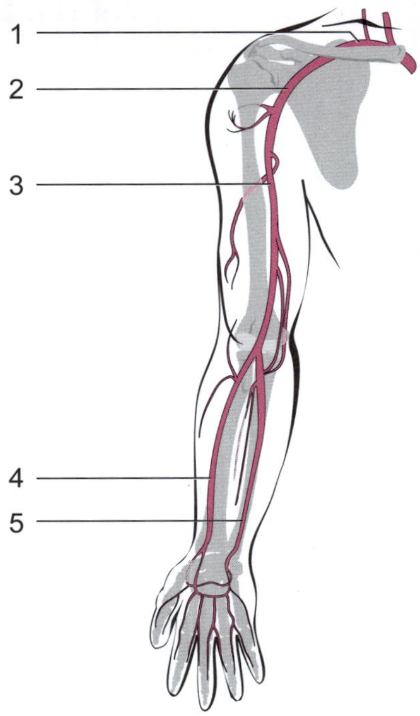

Abb. 3.12 Arterien des Armes

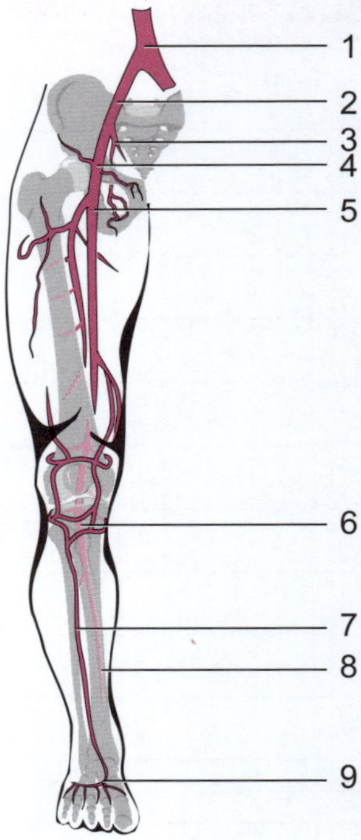

Abb. 3.13 Arterien des Beines

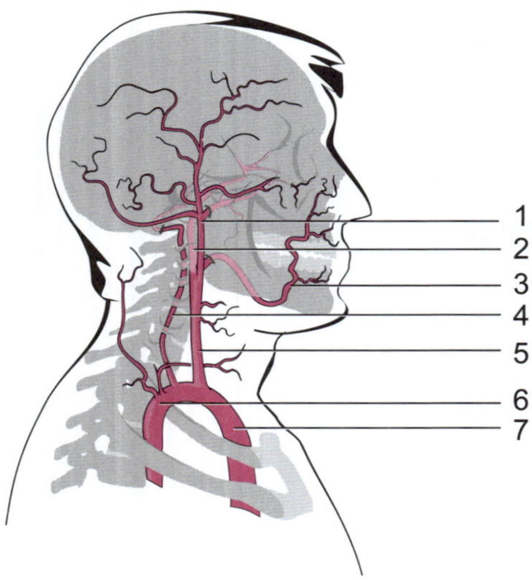

Abb. 3.14 Arterien des Kopfes

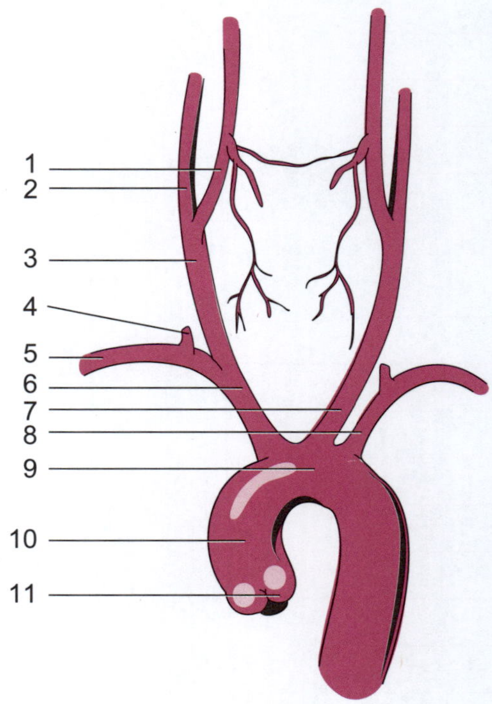

Abb. 3.15 Abgänge aus dem Aortenbogen

Nummer	Deutsche Bezeichnung	Fachbegriff
Tab. 3.12	Arterien des Armes	
1		
2		
3		
4		
5		
Tab. 3.13	Arterien des Beines	
1		
2		
3		
4		
5		
6		
7		
8		
9		
Tab. 3.14	Arterien des Kopfes	
1		
2		
3		
4		
5		
6		
7		
Tab. 3.15	Abgänge aus dem Aortenbogen	
1		
2		
3		
4		
5		
6		
7		
8		
9		
10		
11		

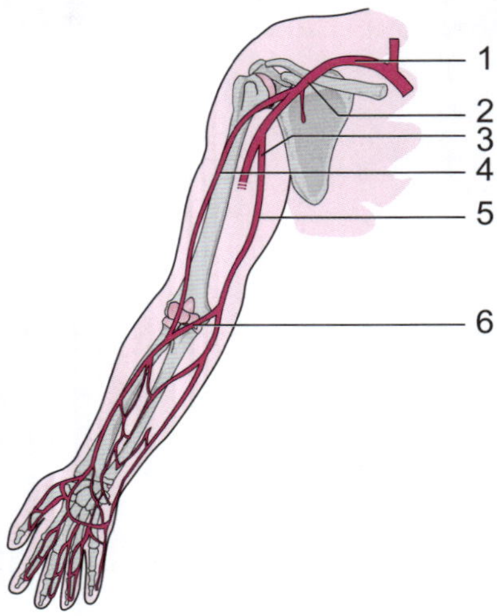

Abb. 3.16 Venen des Armes [L126]

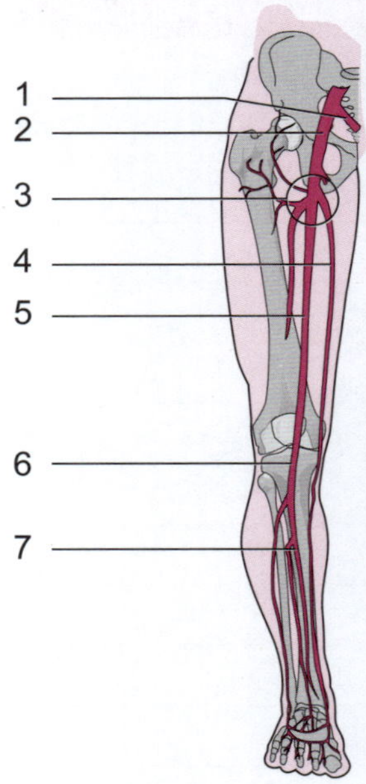

Abb. 3.17 Venen des Beines

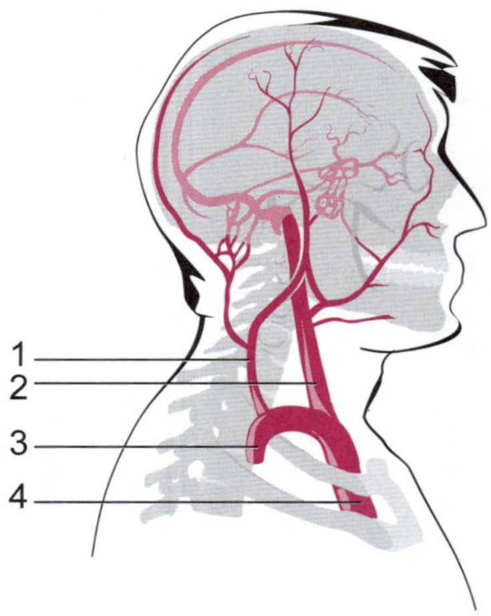

Abb. 3.18 Venen des Kopfes

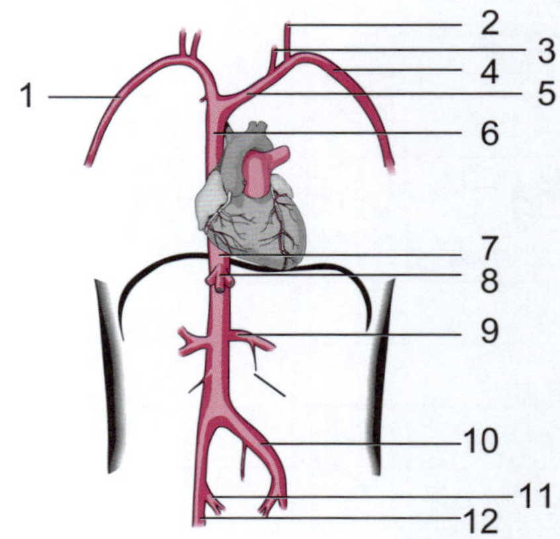

Abb. 3.19 Zuflüsse zur V. cava

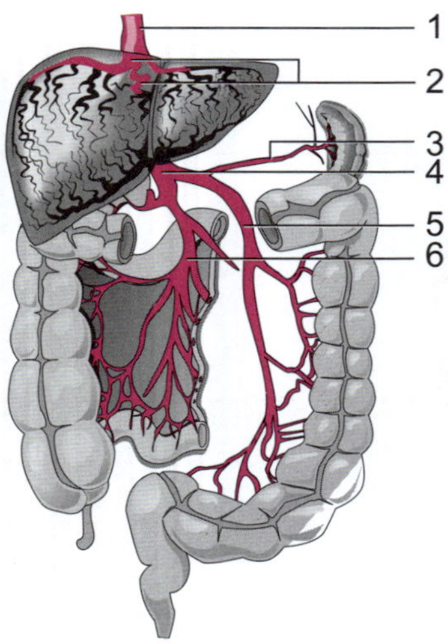

Abb. 3.20 Pfortadersystem

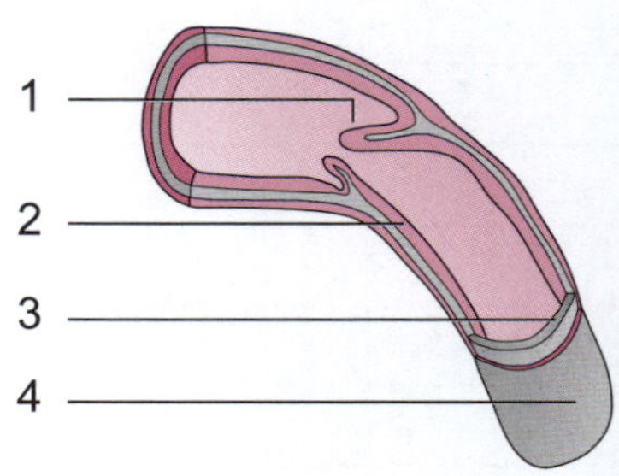

Abb. 3.21 Längs- und Querschnitt einer Vene

Nummer	Deutsche Bezeichnung	Fachbegriff
Tab. 3.16	Venen des Armes	
1		
2		
3		
4		
5		
6	–	
Tab. 3.17	Venen des Beines	
1		
2		
3		–
4		
5		
6		
7		
Tab. 3.18	Venen des Kopfes	
1		
2		
3		
4		
Tab. 3.19	Zuflüsse zur V. cava	
1		
2		
3		
4		
5		
6		
7		
8		
9		
10		
11		
12		
Tab. 3.20	Pfortadersystem	
1		
2		
3		
4		
5		
6		
Tab. 3.21	Längs- und Querschnitt einer Vene	
1		
2		
3		
4		

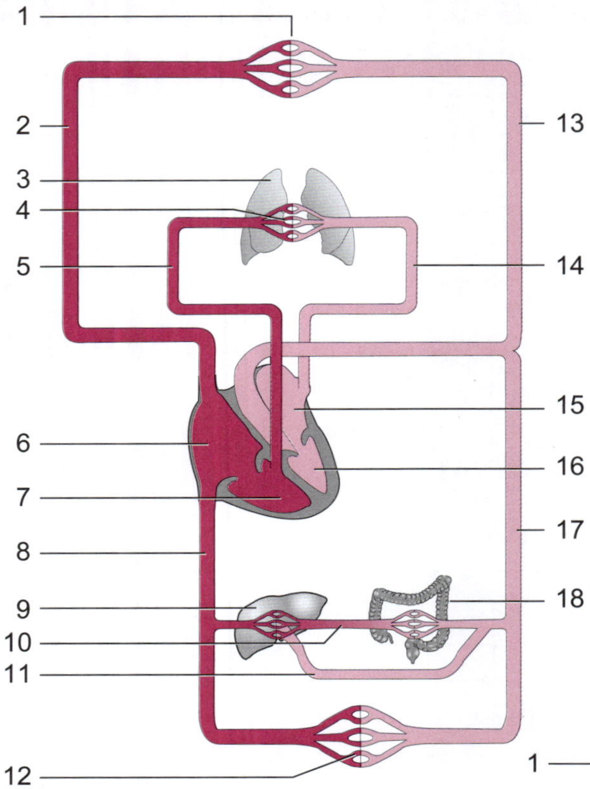

Abb. 3.22 Kreislauf schematisch

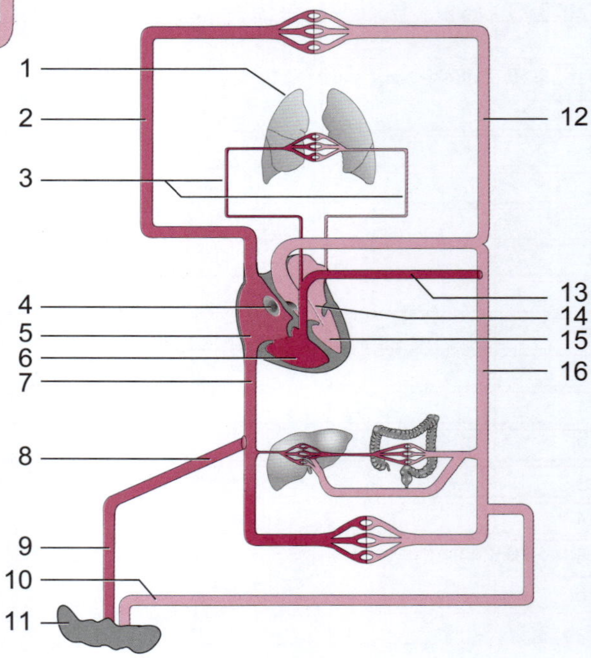

Abb. 3.23 Fetaler Kreislauf schematisch

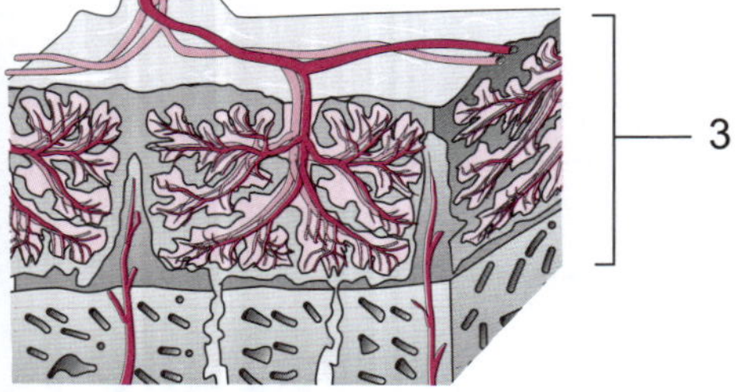

Abb. 3.24 Blutversorgung der Plazenta

Nummer	Deutsche Bezeichnung	Fachbegriff
Tab. 3.22	Kreislauf schematisch	
1		–
2		
3		
4		–
5		
6		
7		
8		
9		
10		
11		–
12		–
13		
14		
15		
16		
17		
18		
Tab. 3.23	Fetaler Kreislauf schematisch	
1		
2		
3		–
4		
5		
6		
7		
8		
9		
10		
11		
12		–
13		
14		
15		
16		
Tab. 3.24	Blutversorgung der Plazenta	
1		
2		
3		

Aufgabe 3.1 Herz

Welche der folgenden Aussagen sind richtig?

a. Durch die glatten Flächen des Endokards wird dem Blut ein geringerer Reibungswiderstand entgegengesetzt.
b. An den Vorhöfen besitzt das Myokard die größte Dicke.
c. In den rechten Vorhof münden die untere und die obere Hohlvene.
d. Zwischen Vorhof und Kammer liegen die Taschenklappen.
e. Die Arteria pulmonalis entspringt aus der linken Herzkammer.

Aufgabe 3.2 Erregungsleitung

Aus welchen fünf Teilen besteht das Reizleitungssystem des Herzens?

____

____

____

____

____

Aufgabe 3.3 Wandbau der Arterien

Ergänzen Sie die folgende Textpassage mit den unten stehenden Begriffen.

Die Wand einer Arterie setzt sich aus ________W____________ Schichten zusammen. Die innerste Schicht wird als ____________________ oder ____________________ bezeichnet. Sie besteht aus flachen Zellen, die das ____________________ auskleiden und einer ____________________ aufsitzen. Die mittlere Schicht der Arterienwand heißt ____________________. Sie besteht aus ____________________, das vor allem den Arterien vom elastischen Typ eine ____________________ verleiht. Die äußerste Schicht setzt sich aus ____________________ zusammen und wird ____________________ genannt.

faserreichem Bindegewebe, hohe Eigenelastizität, Tunica adventitia, Intima, drei, Basalmembran, Tunica interna, Tunica media, Gefäßlumen, Muskelgewebe

Aufgabe 3.4 Körper- und Lungenkreislauf

Welche Aussagen sind richtig?

a. Die rechte Herzkammer pumpt mit niedrigem Druck Blut in den Lungenkreislauf. Der Blutdruck im Lungenarterienstamm liegt daher bei ca. 50 mmHg.
b. Die linke Herzkammer pumpt das Blut mit hohem Druck über die Aorta in den Körperkreislauf. Aufgrund dessen variiert der Blutdruck in den Arterien des Körperkreislaufs zwischen 60 und 100 mmHg.
c. Das Venensystem zählt aufgrund des niedrigen Blutdrucks von 20–30 mmHg zum Niederdrucksystem. Die Gefäßlichtung der Venen ist deshalb weit.
d. Im Niederdrucksystem der Venen, der Lunge und im Herz sind in der Diastole 80 % des Blutvolumens gespeichert.

KAPITEL

4 Blut und lymphatisches System

Lymphatisches System

Das lymphatische System ist als „Abwehrnetz" gegen körperfremde Substanzen im gesamten Körper verteilt. Es umfasst Lymphbahnen, Lymphknoten, Milz, Thymus, das lymphatische Gewebe des Darms (z. B. Peyer-Plaques des Dünndarms) und den lymphatischen Rachenring mit Rachen-, Zungen- und Gaumenmandeln (Waldeyer-Rachenring).
Hauptaufgabe des lymphatischen Systems ist die spezifische Abwehr. Ein großer Teil der in den Körper eingedrungenen Fremdsubstanzen wird von den lymphatischen Organen abgefangen.

Lymphbahnen und Lymphknoten

Die Lymphbahnen drainieren die Zwischenzellräume und führen die Flüssigkeit (Lymphe) über Ductus thoracicus und Ductus lymphaticus dexter dem venösen System zu.
Die Lymphknoten dienen als zwischengeschaltete Filterstationen, die Erreger abfangen können. Die Lymphe ist ein Blutfiltrat aus Wasser, Elektrolyten und Plasmaproteinen.

Thymus

Der Thymus liegt mit seinen zwei Lappen hinter dem Brustbein zwischen Lunge und oberem Herzrand im Mediastinum. Im Thymus werden Vorläuferzellen der Lymphozyten zu den funktionstüchtigen T-Lymphozyten geprägt. Von dort wandern sie in die Blutbahn und besiedeln die lymphatischen Organe.

Milz

Die Milz liegt im linken Oberbauch unmittelbar unter dem Zwerchfell. Sie ist in den Blutkreislauf eingebunden und übernimmt eine Filterfunktion für körperfremde und körpereigene Strukturen, speichert Thrombozyten und baut formveränderte und überalterte Erythrozyten ab. Weiter übernimmt die Milz beim Fetus vor der Geburt und bei krankhaften Veränderungen des Knochenmarks beim Erwachsenen die Bildung von Leukozyten.

Blut

Das Blut besteht aus Blutkörperchen und Blutplasma. Es übernimmt im Körper vor allem Transport-, Abwehr-, Gerinnungs-, Puffer- und Wärmeregulationsfunktionen. Als Blutkörperchen bezeichnet man Erythrozyten, Leukozyten und die Thrombozyten. Sie werden im Knochenmark gebildet. Das Blutplasma ist eine klare, gelbe Flüssigkeit. Sie besteht aus 90 % Wasser, 7 % Plasmaproteinen, 3 % Elektrolyten und kleinmolekularen Substanzen. Die Plasmaproteine erhalten den kolloidosmotischen Druck, transportieren Hormone und wirken bei der Abwehr mit. Entfernt man aus dem Blutplasma die Gerinnungsfaktoren, erhält man das Blutserum.

❚❚ Die Funktion des Abwehrsystems lässt mit dem Alter nach. Deshalb stellen Infektionen und Tumoren eine besondere Gefährdung für ältere Menschen dar. ❚❚

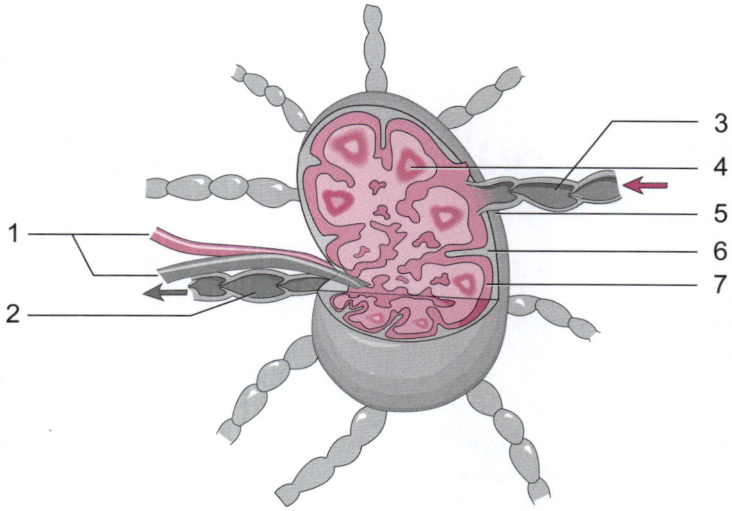

Abb. 4.1 Lymphknoten

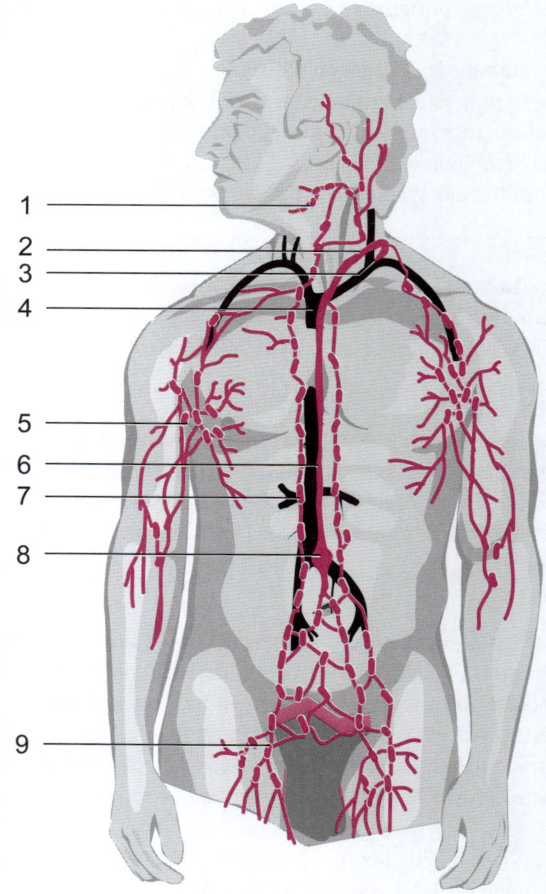

Abb. 4.2 Lymphgefäßsystem

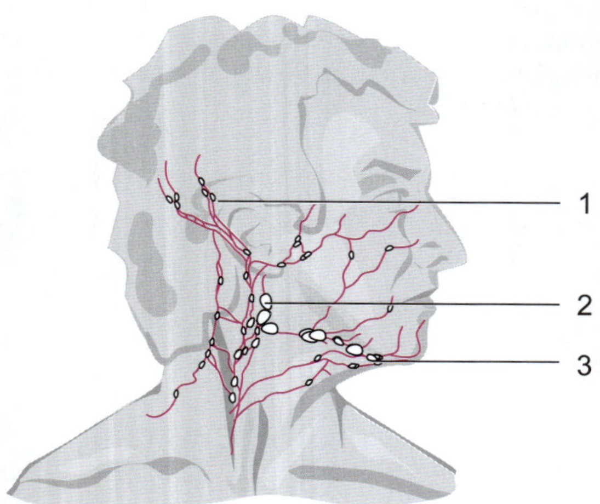

Abb. 4.3 Lymphknoten des Halses

Nummer	Deutsche Bezeichnung	Fachbegriff
Tab. 4.1 Lymphknoten		
1		–
2		–
3		–
4		
5		–
6		
7		–
Tab. 4.2 Lymphgefäßsystem		
1		–
2		
3		
4		
5		–
6		
7		–
8		
9		–
Tab. 4.3 Lymphknoten des Halses		
1		–
2		–
3		–

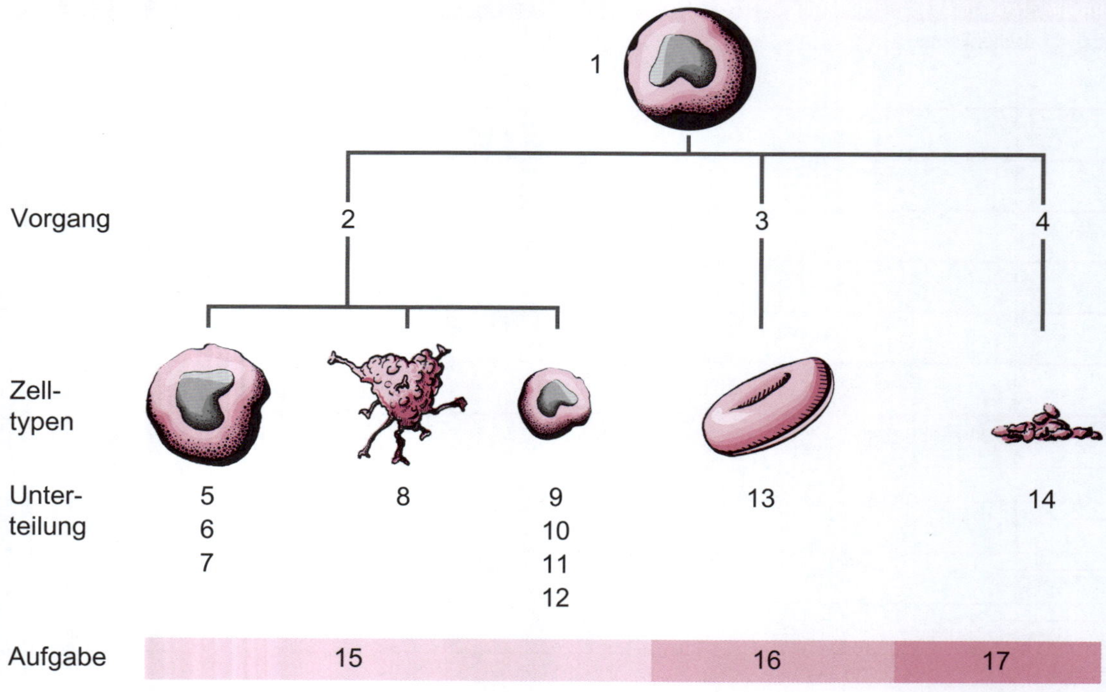

Abb. 4.4 Blutzellen

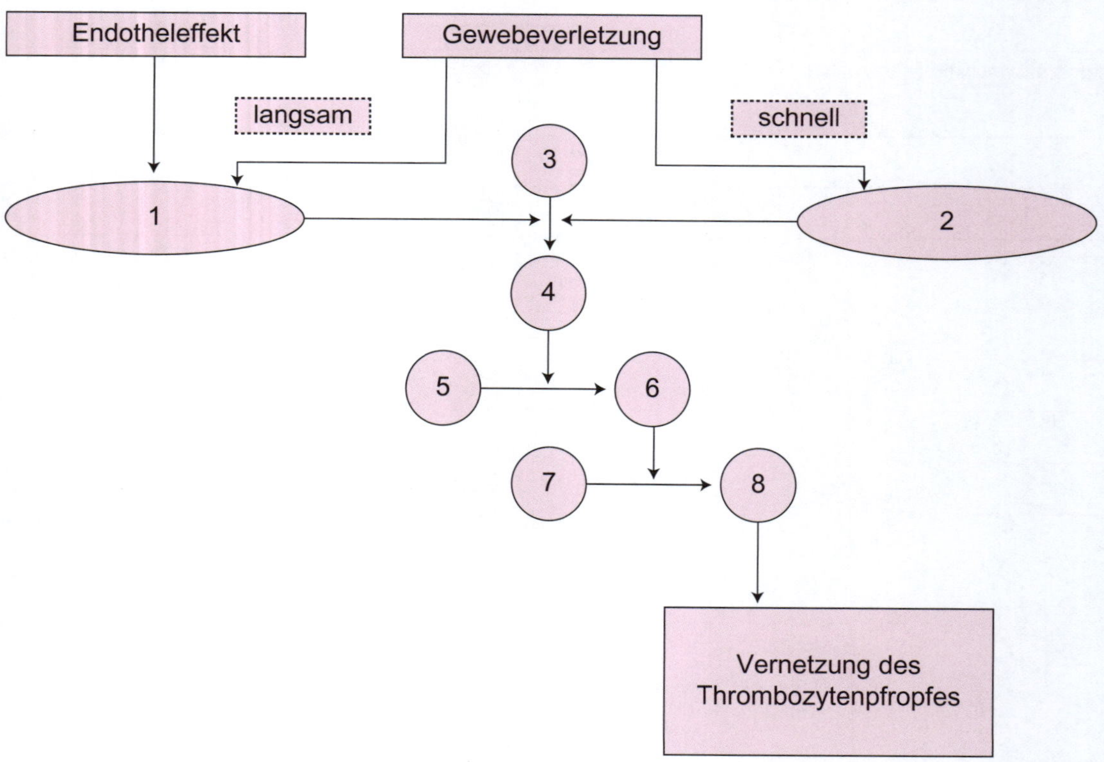

Abb. 4.5 Gerinnungskaskade (verkürzt)

Nummer	Deutsche Bezeichnung	Fachbegriff
Tab. 4.4 Blutzellen		
1		–
2	–	
3	–	
4	–	
5	–	
6		
7		
8		
9	–	
10	–	
11	–	
12	–	
13		
14		
15		–
16		–
17		–
Tab. 4.5 Gerinnungskaskade (verkürzt)		
1		–
2		–
3		–
4		–
5		
6		
7		
8	–	

Aufgabe 4.1 Aufgaben des Lymphsystems

Welche der folgenden Tätigkeiten erfolgt nicht durch das Lymphsystem?

a. Bluttransport
b. Stofftransport, z. B. Fett
c. Transport von Krebszellen
d. Körpereigene Abwehr

Aufgabe 4.2 Hauptlymphgefäße

Wie heißen die zwei Hauptlymphgefäße und wo münden sie in das Gefäßsystem?

___

___

___

Aufgabe 4.3 Thymus

Ergänzen Sie bitte die folgende Textpassage mit den unten stehenden Begriffen.

Der Thymus liegt vorne im ____________ zwischen ____________ und ____________. Er entsteht aus dem ____________ und nicht aus ____________. Im Thymus erfolgt die ____________ von ____________ zu ____________. Er ist deshalb ebenso wie das ____________ ein ____________.

Keimblatt Entoderm, oberem Herzrand, primäres lymphatisches Organ, Lungen, Lymphozyten, Mesoderm, immunkompetenten T-Lymphozyten, oberen Mediastinum, Prägung, Knochenmark

Aufgabe 4.4 Aufgaben des Blutes

Nennen Sie fünf Aufgaben des Blutes.

___

___

___

___

Aufgabe 4.5 Rote Blutkörperchen

Kreuzen Sie bitte die richtigen Aussagen an.

a. Entwicklungsbedingt besitzen Erythrozyten keinen Zellkern und keine Zellorganellen.
b. Die Erythrozyten machen 75 % der Gesamtzellzahl aus.
c. Überalterte Erythrozyten werden in Knochenmark, Milz und Leber von neutrophilen Granulozyten abgebaut.
d. Pro Mikroliter Blut hat der erwachsene Mann 5,4 Mio. und die erwachsene Frau 4,8 Mio. Erythrozyten.

KAPITEL

5 Lunge und Atmung

Die Atmungsorgane werden unterteilt in obere Atemwege (Nasenhöhle, Nasennebenhöhlen, Rachen) und untere Atemwege (Kehlkopf, Luftröhre, Bronchien, Lunge).

Nase

Die Nase besteht aus den äußeren sichtbaren Anteilen und der innen liegenden Nasenhöhle. Durch die Nasenscheidewand wird die Nasenhöhle in eine rechte und eine linke Hälfte unterteilt. Nach hinten steht die Nase über die Choanen (hintere Öffnungen der Nase) mit dem Rachenraum in Verbindung.

Rachen

Der Rachen ist ein 7–15 cm langer bindegewebig-muskulärer Schlauch, der sich von der Schädelbasis bis zum Beginn der Speiseröhre erstreckt. Er verbindet Mundhöhle mit Speiseröhre und Nasenhöhle mit Kehlkopf bzw. Luftröhre.

Kehlkopf

Der Kehlkopf (Larynx) sitzt auf der Luftröhre. Er setzt sich aus mehreren Knorpeln zusammen, die durch Bänder und Muskeln zusammengehalten werden. Beim Schluckvorgang verschließt der Kehldeckel (Epiglottis) die Luftröhre. Außerdem dient der Kehlkopf mithilfe der Stimmbänder zur Stimmerzeugung.

Luftröhre

Die Luftröhre (Trachea) ist ein langer, schleimhautausgekleideter Schlauch, der durch zahlreiche Knorpelspangen offen gehalten wird. Sie beginnt unterhalb des Ringknorpels, ist 10–12 cm lang und geht an der Gabelungsstelle (Bifurkation) in die beiden Hauptbronchien über.

Bronchialbaum und Alveolen

Ab der Bifurkation setzen die beiden Hauptbronchien die Luftröhre bis zum Eintritt in die Lunge fort. Die Hauptbronchien teilen sich weiter in Lappenbronchien und Segmentbronchien. Durch zahlreiche Gabelungen entsteht das weit verzweigte System des Bronchialbaums. Die kleinsten Bronchien werden als Bronchioli bezeichnet. Diese münden schließlich über Alveolargänge in die Lungenbläschen (Alveolen), in denen der Gasaustausch stattfindet.

Lunge

Die Lunge (Pulmo) besteht aus dem rechten und dem linken Lungenflügel. Diese bestehen links aus zwei, rechts aus drei Lungenlappen und lassen sich weiter in Lungensegmente unterteilen. An den medialen Seiten der Lungenflügel treten im Lungenhilus Bronchien und Arterien in die Lunge ein, Venen und Lymphbahnen treten dort aus der Lunge aus. Auch die Innervation erfolgt hierüber.

Pleura

Die Oberfläche der Lungen ist vom Lungenfell (Pleura visceralis) überzogen, die Rippenseite vom Rippenfell (Pleura parietalis). Das Rippenfell kleidet das Zwerchfell, das Mediastinum, Rippen, Wirbelsäule und Brustbein zur Lunge hin aus. Die beiden Pleurablätter (Pleura visceralis und Pleura parietalis) werden zusammen als Brustfell (Pleura) bezeichnet. Zwischen beiden liegt der Pleuraspalt, ein flüssigkeitsgefüllter Spaltraum, der ein reibungsfreies Gleiten der sich bewegenden Lungen ermöglicht.

❚❚ Im Alter verändern sich die verschiedenen Lungenparameter: Die Vitalkapazität sinkt, während das Residualvolumen zunimmt. Die Lungenelastizität schwindet und die Ein-Sekunden-Ausatmungskapazität nimmt ab. Meist führen diese Veränderungen jedoch nur in Zusammenhang mit einer pulmonalen Grunderkrankung zu Einschränkungen. ❚❚

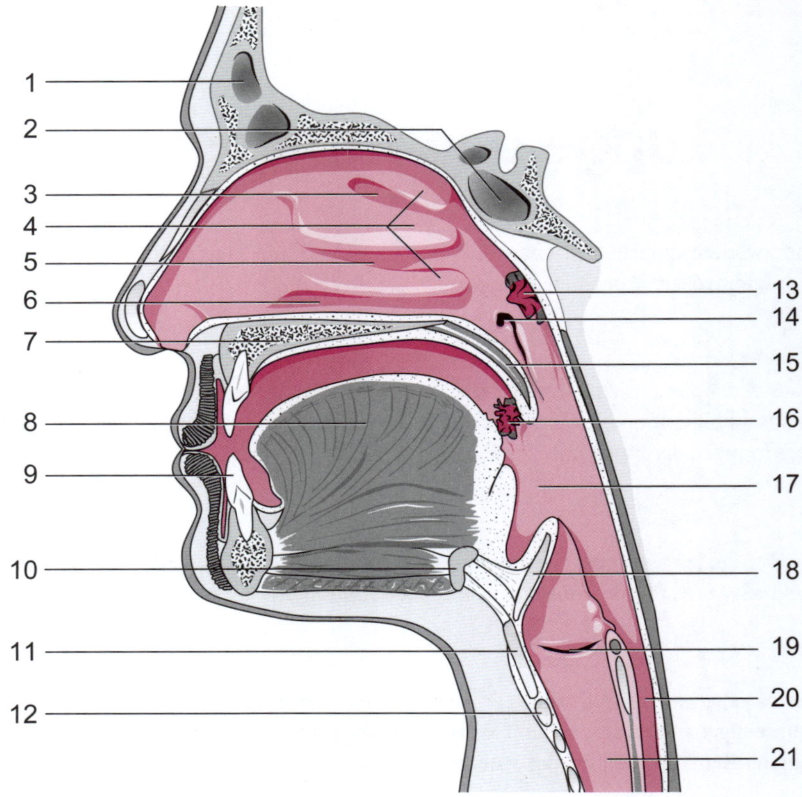

Abb. 5.1 Längsschnitt durch die oberen Atemwege und den Kehlkopf

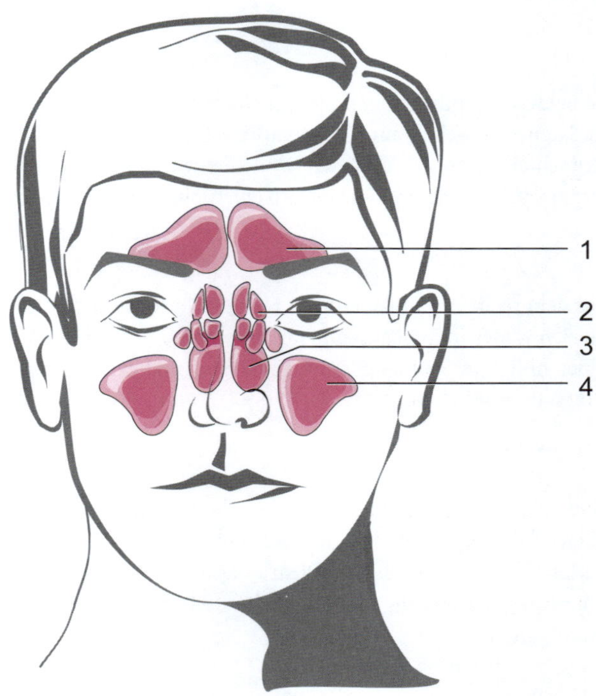

Abb. 5.2 Nasennebenhöhlen

Nummer	Deutsche Bezeichnung	Fachbegriff
Tab. 5.1 Längsschnitt durch die oberen Atemwege und den Kehlkopf		
1		
2		
3		
4		
5		
6		
7		
8		
9		
10		
11		
12		
13		
14		
15		
16		
17		
18		
19		
20		
21		
Tab. 5.2 Nasennebenhöhlen		
1		
2		
3		
4		

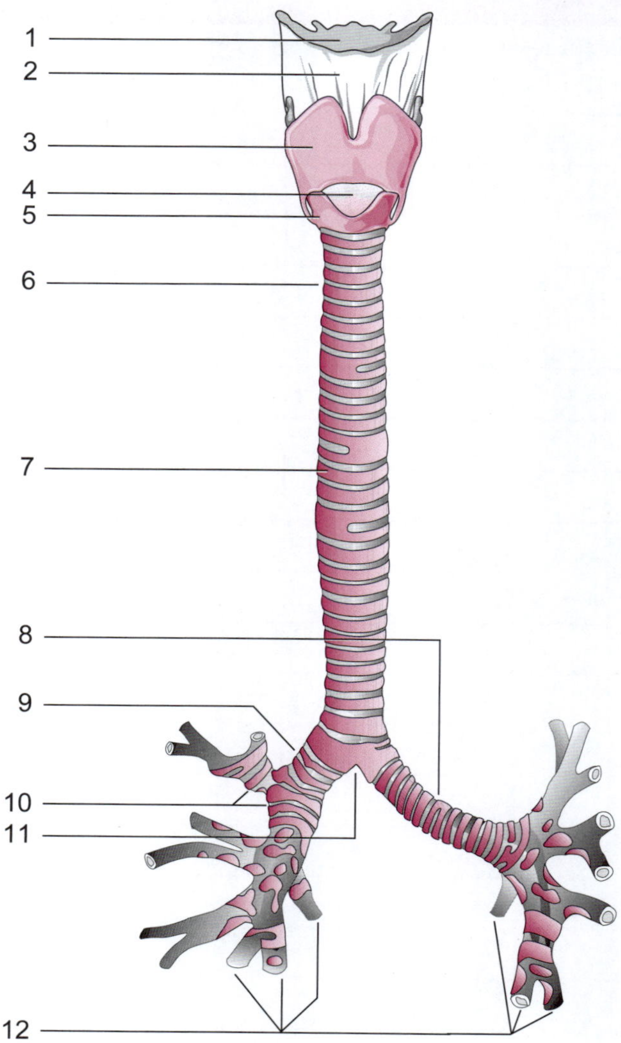

Abb. 5.3 Bronchialbaum

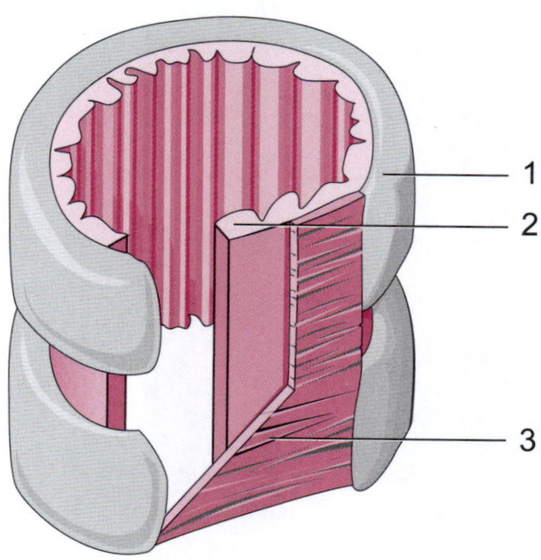

Abb. 5.4 Längs- und Querschnitt durch die Luftröhre

Nummer	Deutsche Bezeichnung	Fachbegriff
Tab. 5.3 Bronchialbaum		
1		
2		
3		
4		
5		
6		
7		
8		
9		
10		
11		
12		
Tab. 5.4 Längs- und Querschnitt durch die Luftröhre		
1		
2		
3		

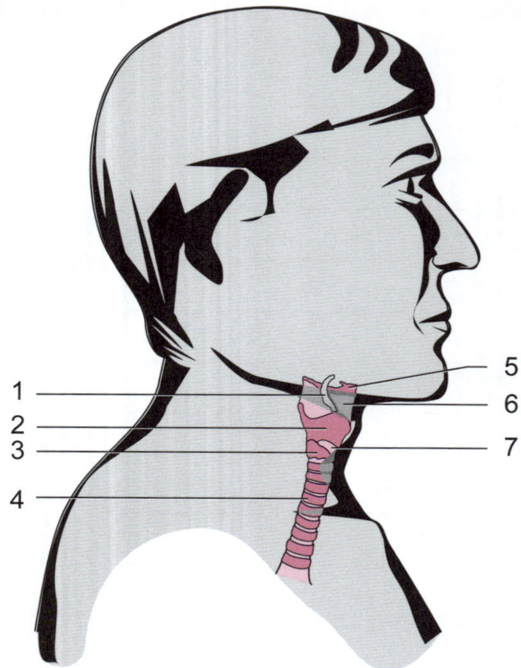

Abb. 5.5 Lage des Kehlkopfes

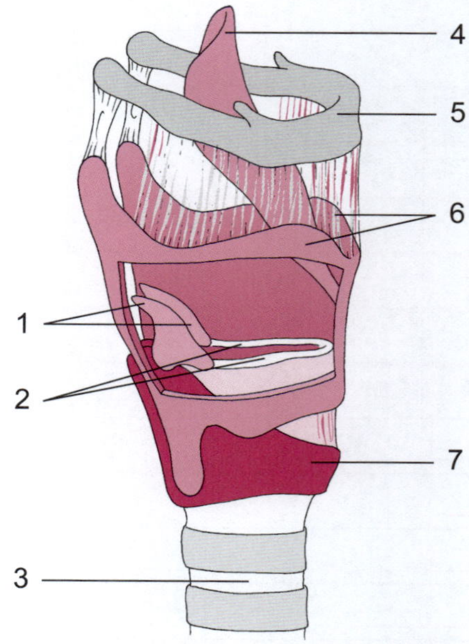

Abb. 5.6 Kehlkopf von der Seite [L190]

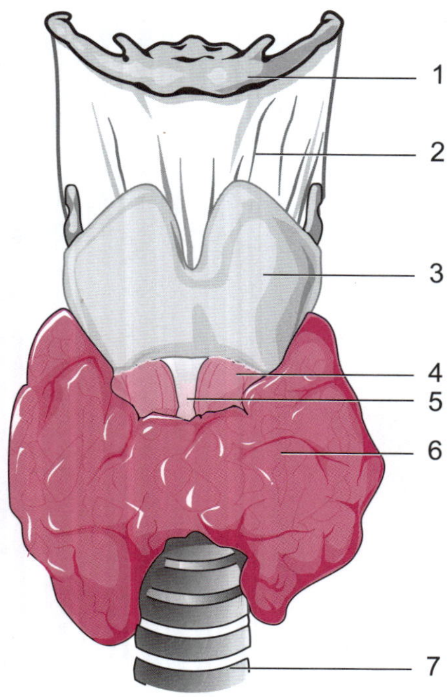

Abb. 5.7 Kehlkopf von vorne

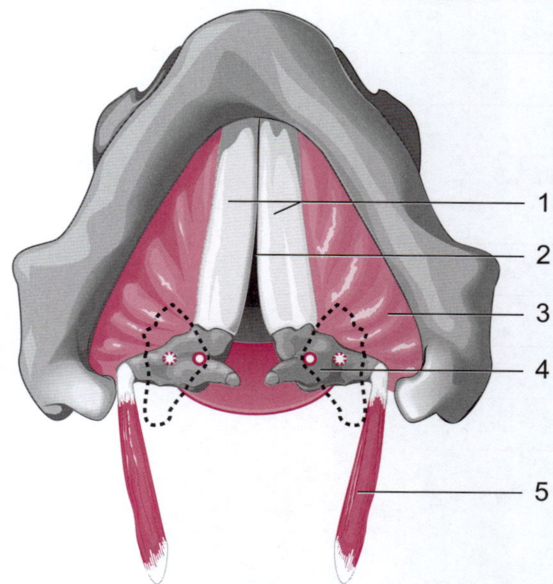

Abb. 5.8 Aufsicht auf die Glottis

Nummer	Deutsche Bezeichnung	Fachbegriff
Tab. 5.5 Lage des Kehlkopfes		
1		
2		
3		
4		
5		
6		
7		
Tab. 5.6 Kehlkopf von der Seite		
1		
2		
3		
4		
5		
6		
7		
Tab. 5.7 Kehlkopf von vorne		
1		
2		
3		
4		
5		
6		
7		
Tab. 5.8 Aufsicht auf die Glottis		
1		
2		
3		
4		
5		

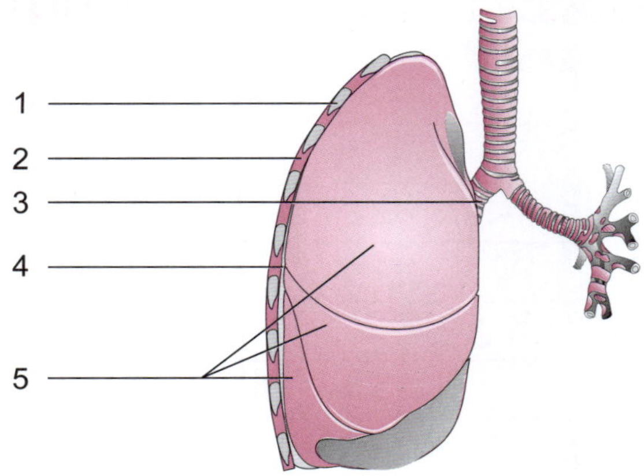

Abb. 5.9 Pleuraspalt

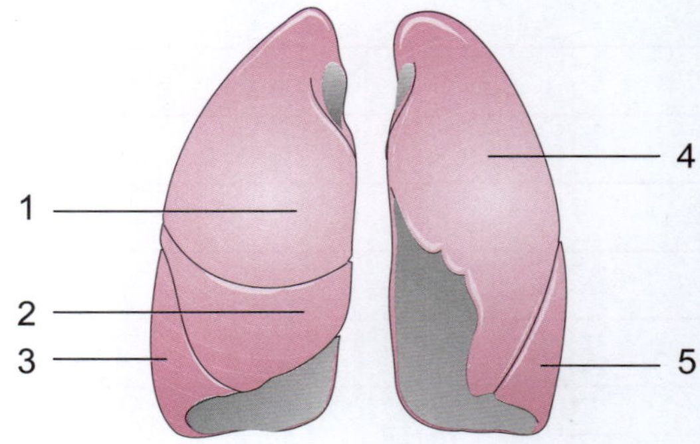

Abb. 5.10 Lungenflügel

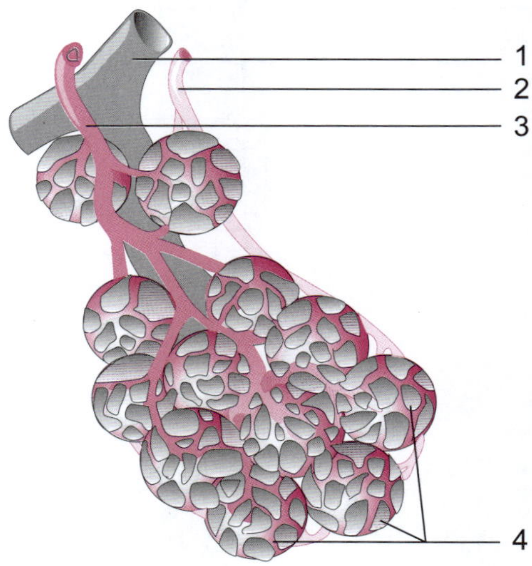

Abb. 5.11 Alveolen

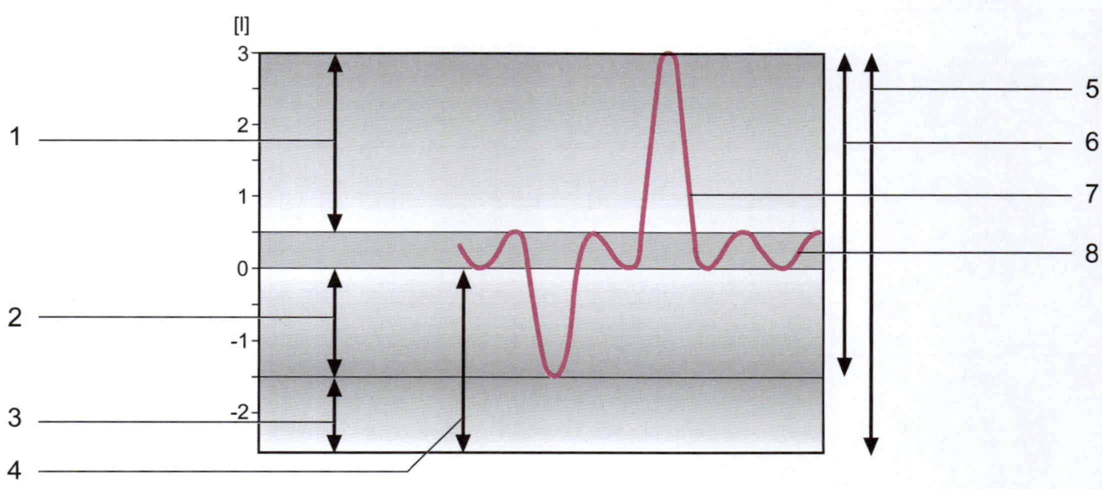

Abb. 5.12 Messung der Atemvolumina

Nummer	Deutsche Bezeichnung	Fachbegriff
Tab. 5.9 Pleuraspalt		
1		
2		
3		
4		
5		–
Tab. 5.10 Lungenflügel		
1		
2		
3		
4		
5		
Tab. 5.11 Alveolen		
1		
2		
3		
4		
Tab. 5.12 Messung der Atemvolumina		
1		–
2		–
3		–
4		–
5		–
6		–
7		–
8		–

Aufgabe 5.1 Atemwege

Ergänzen Sie bitte die folgende Textpassage mit den unten stehenden Begriffen.

Kurz hinter den Nasenlöchern geht das ____________________ der Haut in ein ____________________ über. Im oberen Bereich der ____________________ befindet sich die ____________________. Hier liegen die Sinneszellen für das Geruchsempfinden.
Die ________________ werden durch den Luftstrom beim ________________ in Schwingungen versetzt. Die Lautbildung erfolgt nach der Tonerzeugung im ____________________ vor allem über ____________________, Mund- und Nasenhöhle.
Die Luftröhre wird ausgekleidet von einer Schleimhaut mit ____________________. Die ____________________ schlagen ____________________ und befördern haftende Teilchen mit ____________________ nach außen.

respiratorischem Epithel, Nasenhöhle, verhornte Plattenepithel, Stimmbänder, Rachen, Flimmerhaare, Kehlkopf, mehrreihiges Säulenepithel, Riechschleimhaut, rachenwärts, Ausatmen, Schleim

Aufgabe 5.2 Strukturen des Lungenhilums

Welche vier nichtnervalen Strukturen treten am Lungenhilus in die Lunge ein bzw. aus der Lunge heraus?

____

____

____

Aufgabe 5.3 Vorgang der Inspiration

Welche der folgenden Aussagen treffen auf die Einatmung zu?

a. Bei der Einatmung kommt es zur Erschlaffung der äußeren Zwischenrippenmuskeln.
b. Die Einatmung erfolgt unter anderem durch eine Hebung der vorderen Rippenenden.
c. Bei der Einatmung werden die äußeren Zwischenrippenmuskeln verkürzt.
d. Die Einatmung wird ausgeführt durch eine Kontraktion des Zwerchfells.
e. Die Einatmung geht mit einer Verbreiterung der Zwischenrippenräume einher.

Aufgabe 5.4 Surfactant

Erklären Sie kurz, was man 1. unter Surfactant versteht und 2. wie es seine Wirkung entfaltet.

____

____

____

____

Aufgabe 5.5 Atemvolumina

Aus welchen Atemvolumina setzt sich die Vitalkapazität der Lunge zusammen?

____

KAPITEL

6 Verdauungssystem

Oberer Verdauungstrakt

Der obere Verdauungstrakt umfasst die Mundhöhle mit Zunge, Zähnen und Speicheldrüsen sowie Rachen und Speiseröhre. Seine Aufgabe besteht in der Aufnahme und Zerkleinerung der Nahrung, ihrer Durchmischung mit Speichel und ihrem Weitertransport.

Speiseröhre

Die Speiseröhre (Ösophagus) ist ein ca. 25 cm langer Muskelschlauch, der den Rachen mit dem Magen verbindet. Sie verläuft im Mediastinum hinter der Aorta und der Luftröhre und gelangt durch eine Öffnung im Zwerchfell in den Bauchraum. Die Speiseröhre transportiert Nahrung durch peristaltische Bewegungen magenwärts.

Mittlerer Verdauungstrakt

Die Organe des mittleren Verdauungstrakts sind Magen, Dünndarm, Bauchspeicheldrüse, Leber und Gallenblase. Sie liegen im Bauchraum.

Magen

Der Magen (Gaster, Ventriculus) ist ein muskuläres Hohlorgan, welches die Nahrung speichert, den Nahrungsbrei mit dem Magensaft durchmischt, die Nahrung andaut und weitertransportiert.

Dünndarm

Der Dünndarm (Intestinum tenue) besteht aus Duodenum, Jejunum und Ileum, die ohne scharfe Grenzen ineinander übergehen. Dort werden die Nahrungsbestandteile weiter verdaut und schließlich resorbiert.

Leber, Gallenblase, Gallengänge und Bauchspeicheldrüse

Die Leber (Hepar) ist das größte Stoffwechselorgan des Körpers und liegt im rechten Oberbauch direkt unter dem Zwerchfell. Sie bildet die Gallenflüssigkeit, die über die Gallengänge transportiert wird, und erfüllt zentrale Aufgaben bei der Entgiftung des Körpers.
Die Gallenblase (Vesica fellea bzw. Vescia biliaris) ist ein birnenförmiger 8–12 cm langer Sack an der Unterseite der Leber. Sie speichert bei Bedarf Gallenflüssigkeit.
Die Bauchspeicheldrüse (Pankreas) liegt an der Hinterwand des Oberbauchs, sie produziert den Pankreassaft.

Unterer Verdauungstrakt

Der untere Verdauungstrakt wird vom Dickdarm (Intestinum crassum) gebildet. Dort werden vor allem Wasser und Elektrolyte rückresorbiert.

II Auch das Verdauungssystem zeigt Veränderungen im Alter. Im Alltag kommen vor allem die Folgen des Zahnverlustes und eine Neigung zur Obstipation zum Tragen. Außerdem atrophiert das Funktionsgewebe der Leber. Dies führt zu einer geringeren Toleranz gegenüber Alkohol sowie einem verzögerten Abbau der in der Leber verstoffwechselten Substanzen. Dies muss insbesondere bei der Dosierung von Medikamenten berücksichtigt werden. II

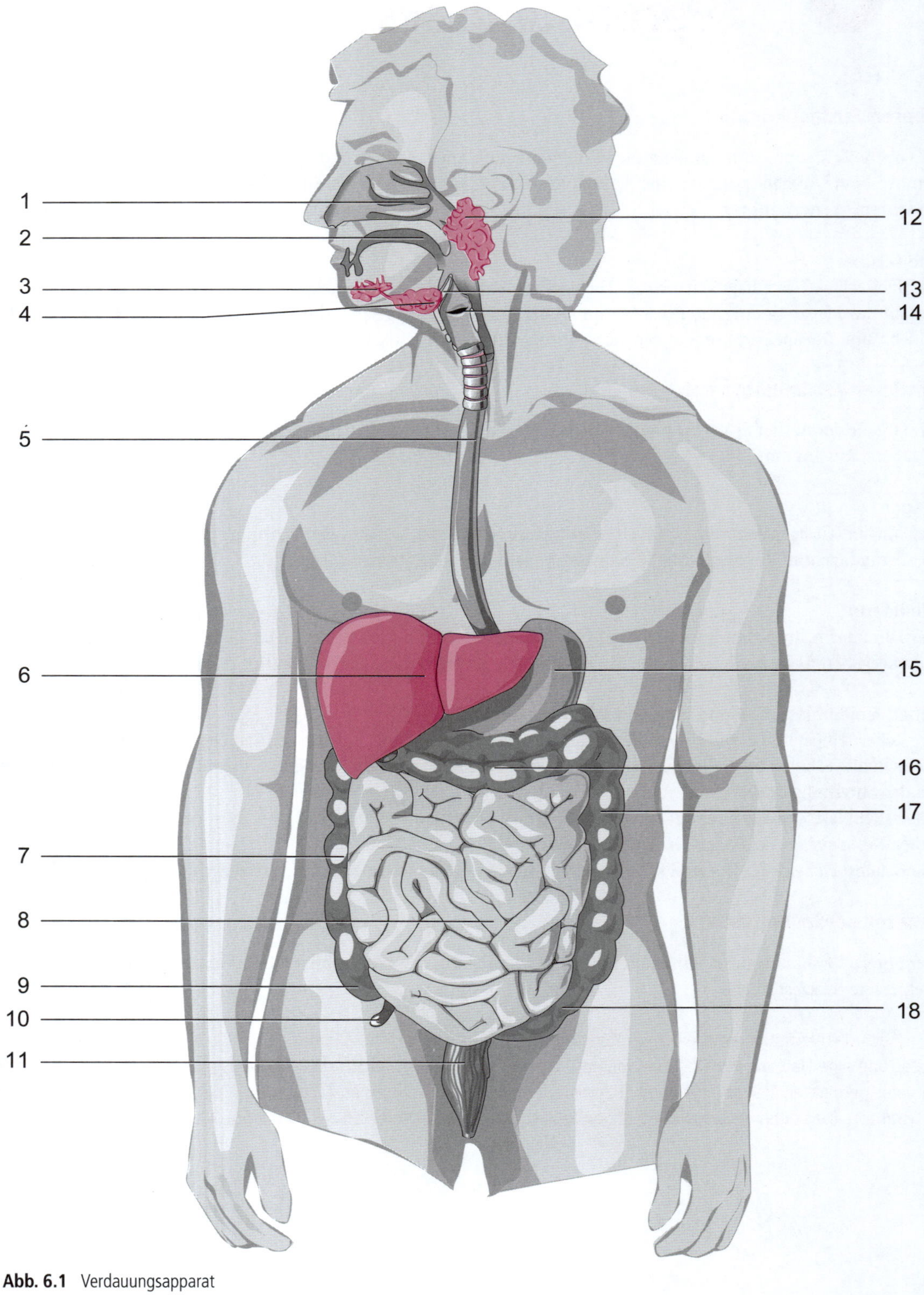

Abb. 6.1 Verdauungsapparat

Tab. 6.1 Verdauungsapparat

Nummer	Deutsche Bezeichnung	Fachbegriff
1		
2		
3		
4		
5		
6		
7		
8		
9		
10		
11		
12		
13		
14		
15		
16		
17		
18		

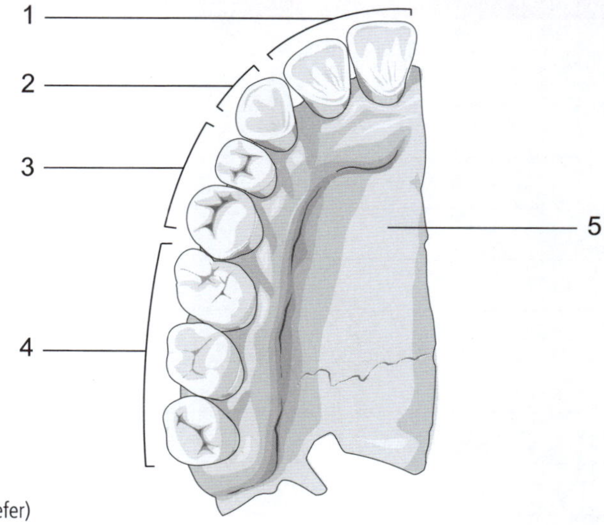

Abb. 6.2 Gebiss (Oberkiefer)

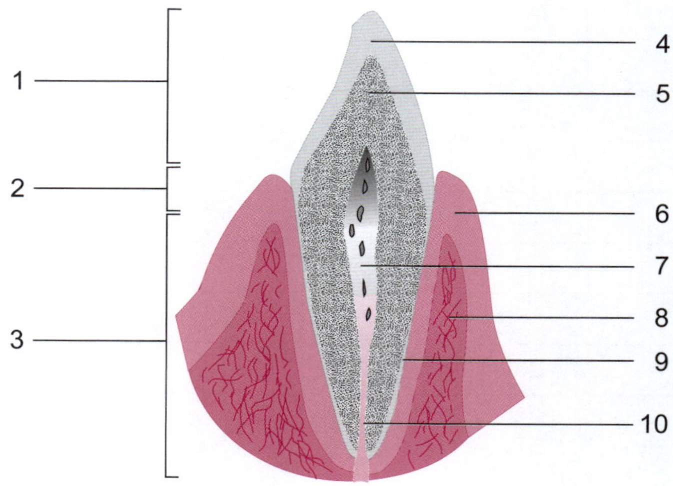

Abb. 6.3 Zahn

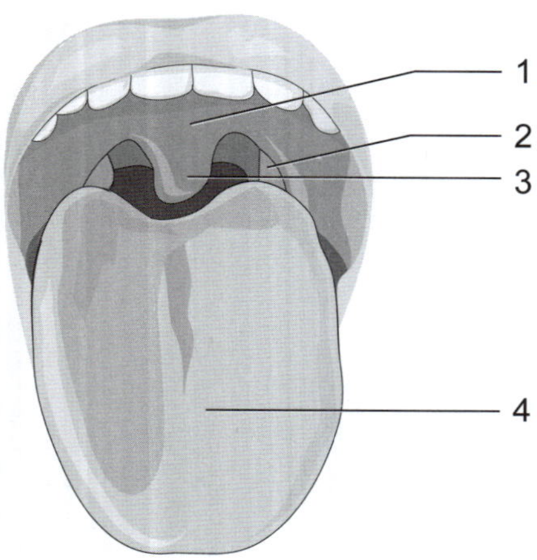

Abb. 6.4 Mundhöhle

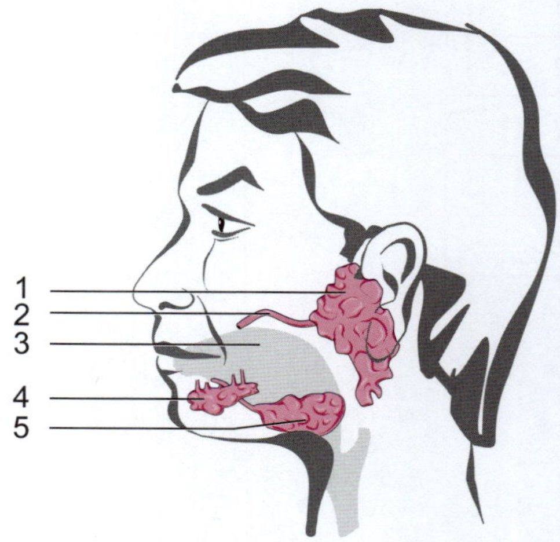

Abb. 6.5 Speicheldrüsen

Nummer	Deutsche Bezeichnung	Fachbegriff
Tab. 6.2 Gebiss (Oberkiefer)		
1		
2		
3		
4		
5		
Tab. 6.3 Zahn		
1		
2		
3		
4		
5		
6		
7		
8		
9		
10		
Tab. 6.4 Mundhöhle		
1		
2		
3		
4		
Tab. 6.5 Speicheldrüsen		
1		
2		
3		
4		
5		

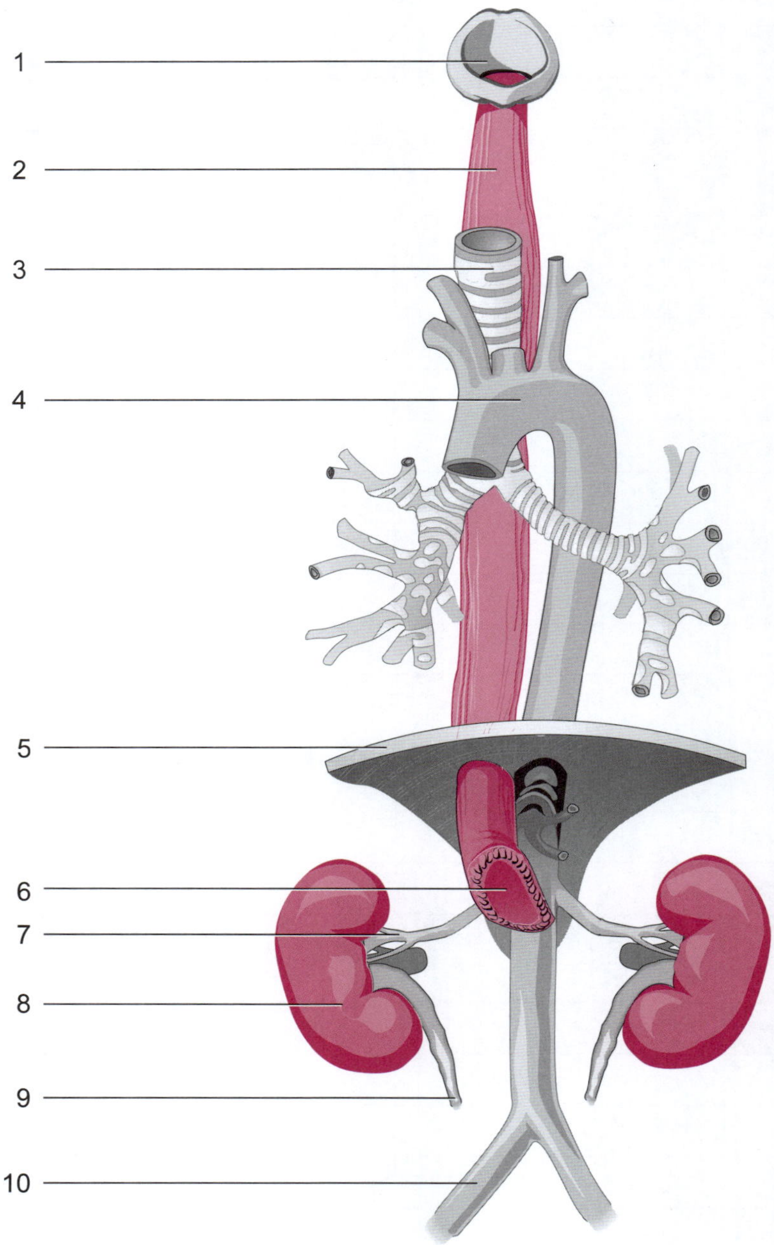

Abb. 6.6 Verlauf der Speiseröhre

Tab. 6.6 Verlauf der Speiseröhre

Nummer	Deutsche Bezeichnung	Fachbegriff
1		
2		
3		
4		
5		
6		
7		
8		
9		
10		

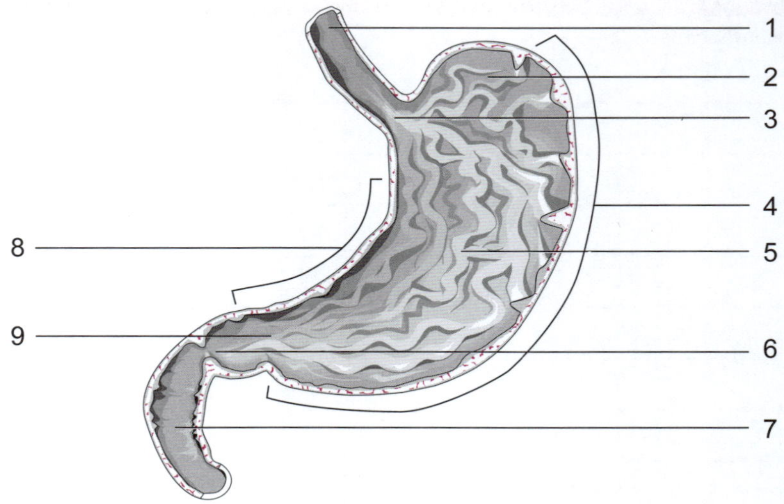

Abb. 6.7 Abschnitte des Magens

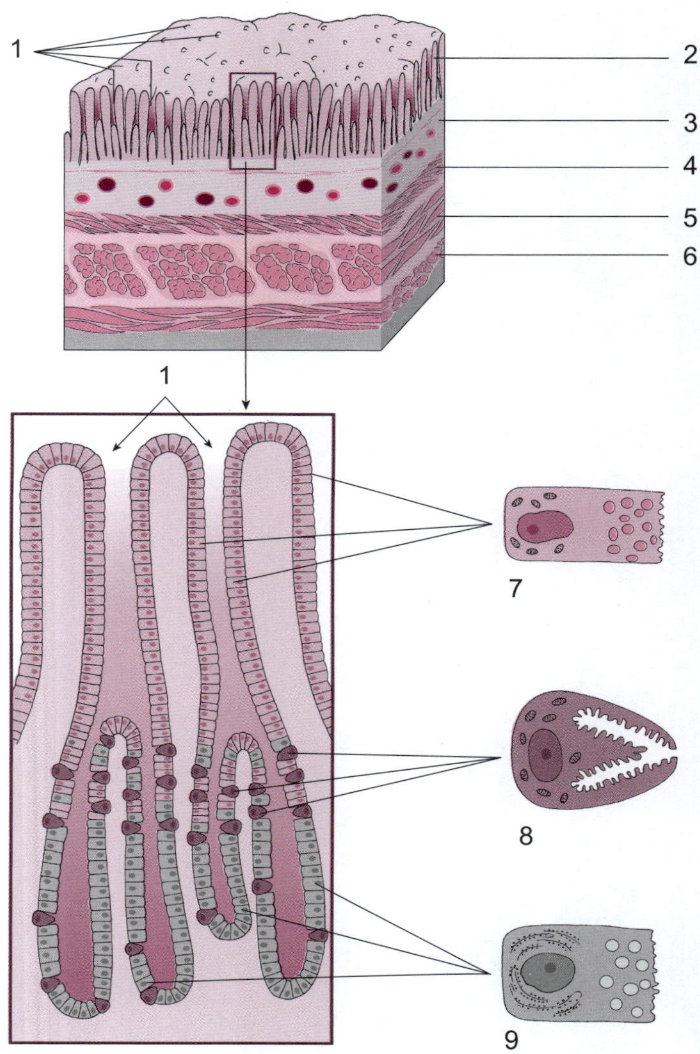

Abb. 6.8 Magenschleimhaut und Magendrüsen [L190]

Nummer	Deutsche Bezeichnung	Fachbegriff
Tab. 6.7 Abschnitte des Magens		
1		
2		
3		
4		
5		
6		
7		
8		
9		
Tab. 6.8 Magenschleimhaut und Magendrüsen		
1		
2		
3		
4		
5		
6		
7		–
8		–
9		–

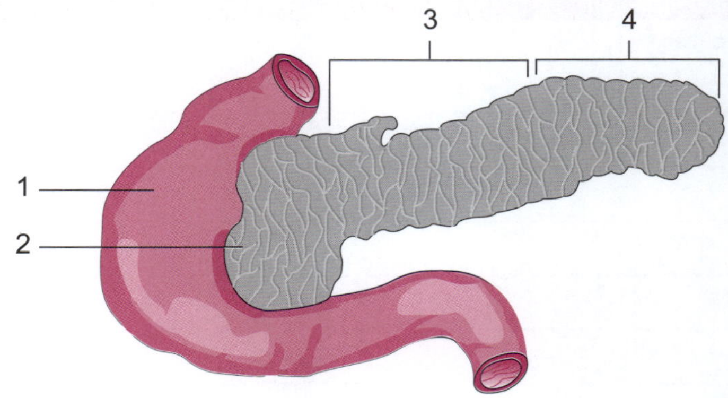

Abb. 6.9 Zwölffingerdarm und Pankreas

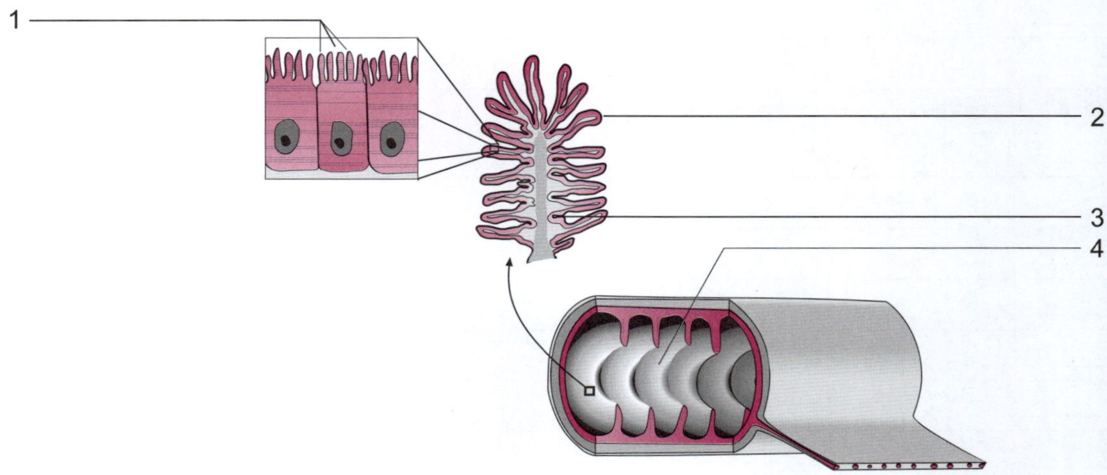

Abb. 6.10 Wandaufbau des Dünndarms

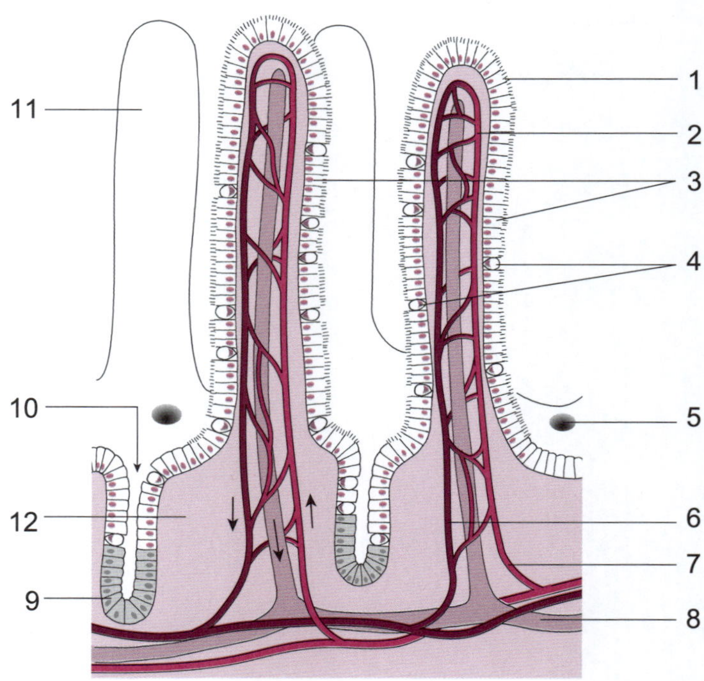

Abb. 6.11 Feinbau der Dünndarmwand [L190]

Nummer	Deutsche Bezeichnung	Fachbegriff
Tab. 6.9 Zwölffingerdarm und Pankreas		
1		
2		
3		
4		
Tab. 6.10 Wandaufbau des Dünndarms		
1		
2		
3		
4		
Tab. 6.11 Feinbau der Dünndarmwand		
1		
2		–
3		
4		–
5		–
6	–	
7	–	
8		
9		–
10		
11		
12		

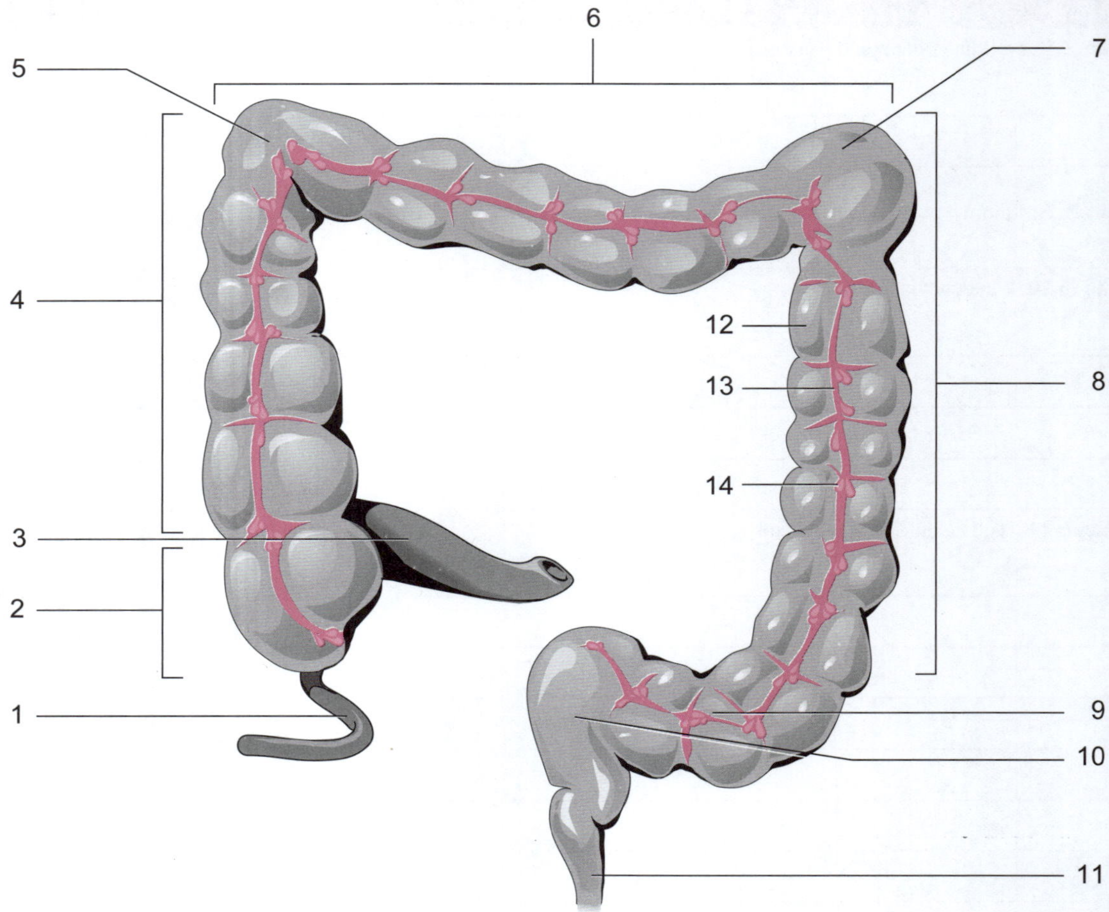

Abb. 6.12 Dickdarm

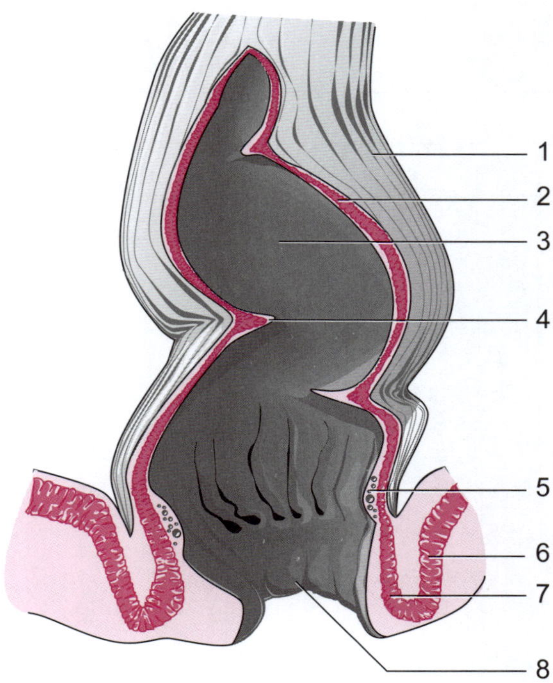

Abb. 6.13 Rektum im Längsschnitt

Nummer	Deutsche Bezeichnung	Fachbegriff
Tab. 6.12 Dickdarm		
1		
2		
3		
4		
5		
6		
7		
8		
9		
10		
11		
12		
13		
14		
Tab. 6.13 Rektum im Längsschnitt		
1		
2		
3		
4		–
5		–
6		
7		
8		

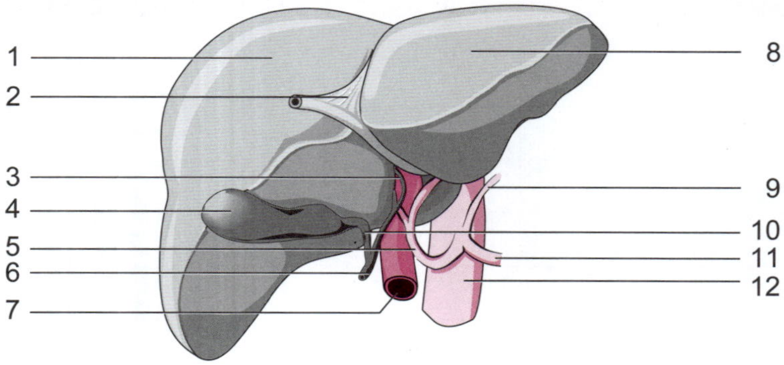

Abb. 6.14 Leber

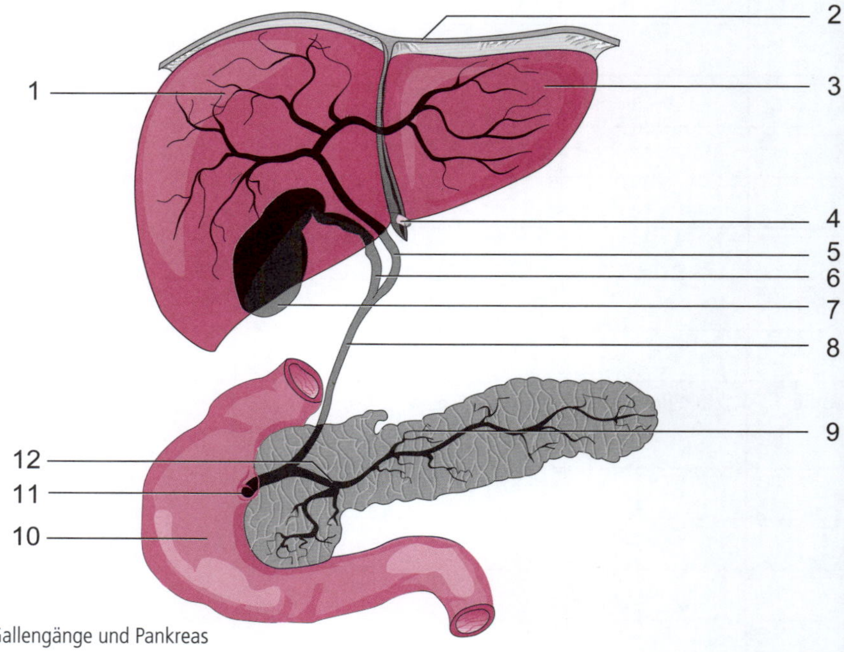

Abb. 6.15 Leber, ableitende Gallengänge und Pankreas

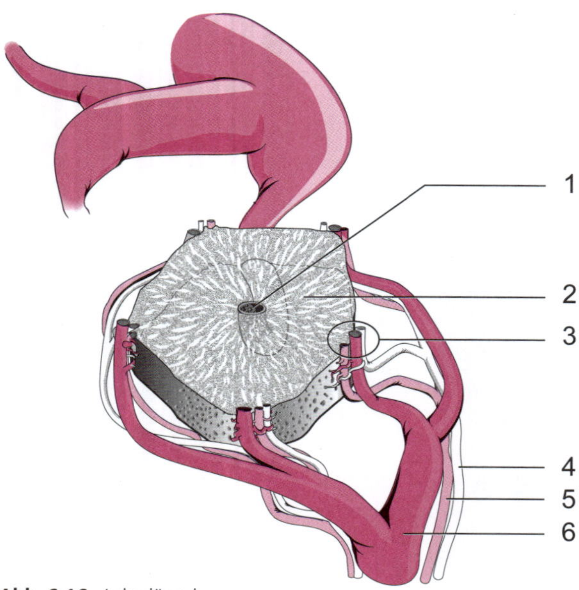

Abb. 6.16 Leberläppchen

Nummer	Deutsche Bezeichnung	Fachbegriff
Tab. 6.14 Leber		
1		
2		
3		
4		
5		
6		
7		
8		
9		
10		
11		
12		
Tab. 6.15 Leber, ableitende Gallengänge und Pankreas		
1		
2		
3		
4		
5		
6		
7		
8		
9		
10		
11		
12		
Tab. 6.16 Leberläppchen		
1		
2		–
3		–
4		–
5		–
6		–

Aufgabe 6.1 Drüsen der Magenschleimhaut

Welche Drüsenarten befinden sich in der Magenschleimhaut und welche Stoffe werden jeweils von ihnen gebildet?

____

____

____

Aufgabe 6.2 Aufbau des Darms

Ergänzen Sie bitte die folgende Textpassage mit den unten stehenden Begriffen.

Zu den charakteristischen Strukturen des Dünndarms gehören die ____________. Dies sind 1 mm hohe, platt- bis fingerförmige Erhebungen der ____________. Die ____________ sind fingerförmige Einstülpungen des Epithels in das ____________. Als ____________ bezeichnet man quer stehende, ringförmige Auswürfe von ____________ und ____________. Die ____________ sind erkennbar an ihrem Bürstensaum aus ____________ zur Oberfläche hin.
Die äußere Längsmuskulatur des Dickdarms ist zu drei Strängen gerafft, den ____________. Durch die Kontraktion der Ringmuskulatur entstehen im Dickdarm quere Falten. Dazwischen bilden sich die ____________.

Submukosa, Haustren, Dünndarmzotten, Dünndarmkrypten, Tänien, Schleimhaut, Bindegewebe, Enterozyten, Plicae circulares, Mukosa, Mikrovilli

Aufgabe 6.3 Gallengänge

Welche der folgenden Aussagen sind richtig?

a. Der Ductus pancreaticus mündet ins Duodenum.
b. Der Ductus cysticus mündet ins Duodenum.
c. Der Ductus hepaticus mündet ins Duodenum.
d. Der Ductus choledochus entsteht aus dem Zusammenfluss von Ductus pancreaticus und Ductus hepaticus.
e. Der Ductus choledochus entsteht aus dem Zusammenfluss von Ductus cysticus und Ductus hepaticus.

Aufgabe 6.4 Stoffwechselleistungen der Leber

Nennen Sie bitte sieben Leistungen, die die Leber für den Gesamtorganismus erbringt.

____

____

____

____

____

____

____

KAPITEL

7 Nieren und ableitende Harnwege

Das Harnsystem besteht aus linker und rechter Niere, den beiden Harnleitern, der Harnblase und der Harnröhre.

Nieren

Die beiden Nieren (Ren) liegen links und rechts der Wirbelsäule dicht unter dem Zwerchfell im Retroperitonealraum. Sie sind bohnenförmig und von einer derben Bindegewebshülle sowie einer Fettkapsel umgeben. Im Inneren unterscheidet man drei Zonen: die Nierenrinde (Cortex renalis), welche die äußere Schicht der Niere bildet, das Nierenmark (Medulla renalis) und das Nierenbecken, das aus einer Vereinigung der Nierenkelche entsteht und die Verbindung zum Harnleiter darstellt.
Die Nieren erfüllen lebensnotwendige Aufgaben bei der Ausscheidung von Stoffwechselprodukten und Fremdsubstanzen sowie bei der Regulation von Wasser- und Elektrolythaushalt und Säure-Basen-Haushalt. Daneben übernehmen die Nieren eine endokrine Funktion. Sie sind der Produktionsort der Hormone Erythropoetin und Vitamin-D-Hormon sowie des Enzyms Renin.

Ausscheidungsfunktion der Nieren

Funktionelle Einheit der Niere ist das Nephron, bestehend aus Nierenkörperchen und dem sich daran anschließenden Nierenkanälchen, auch Tubulusapparat genannt. Im Nierenkörperchen wird der Primärharn durch Abpressen eines Blutfiltrats hergestellt. Pro Minute werden etwa 125 ml Flüssigkeit abgepresst (glomeruläre Filtrationsrate, GFR), also 180 Liter am Tag. Letztendlich werden aber nur etwa 1,5 Liter Harn abgegeben – der größte Teil der Flüssigkeit wird in den Tubuli und Sammelrohren rückresorbiert und wieder dem Kreislauf zugeführt. Das Ausmaß dieser Rückresorption wird durch die Hormone Aldosteron und Adiuretin (ADH) bestimmt.

Ableitende Harnwege

Zu den ableitenden Harnwegen gehören Nierenkelche und Nierenbecken, Harnleiter (Ureter), Harnblase (Vesica urinaria) und Harnröhre (Urethra). Sie sind von Übergangsepithel ausgekleidet. Aufgabe der ableitenden Harnwege ist es, den in den Nieren gebildeten Harn zu sammeln und ihn aus dem Körper auszuscheiden. Dabei wird zunächst der Urin im Nierenbecken gesammelt, von dort gelangt er über die Harnleiter in die Harnblase. Die Entleerung der Harnblase (Miktion) erfolgt durch die willentliche Aktivierung eines Reflexbogens.

Urin

Der Urin besteht zu 95 % aus Wasser. Hinzu kommen u. a. Harnstoff, Harnsäure und Kreatinin. Die gelbliche Färbung des Urins wird von den Urochromen verursacht.

❚❚ Zwischen dem 30. und 70. Lebensjahr sinkt die Zahl der Nephrone um etwa 35 %. Folglich sinkt die glomeruläre Filtrationsrate. Dies muss vor allem bei der Verabreichung von Arzneimitteln berücksichtigt werden, die über die Niere ausgeschieden werden. Außerdem nehmen die Konzentrations- und Verdünnungsleistungen der Niere ab, sodass der Wasserhaushalt labiler wird. ❚❚

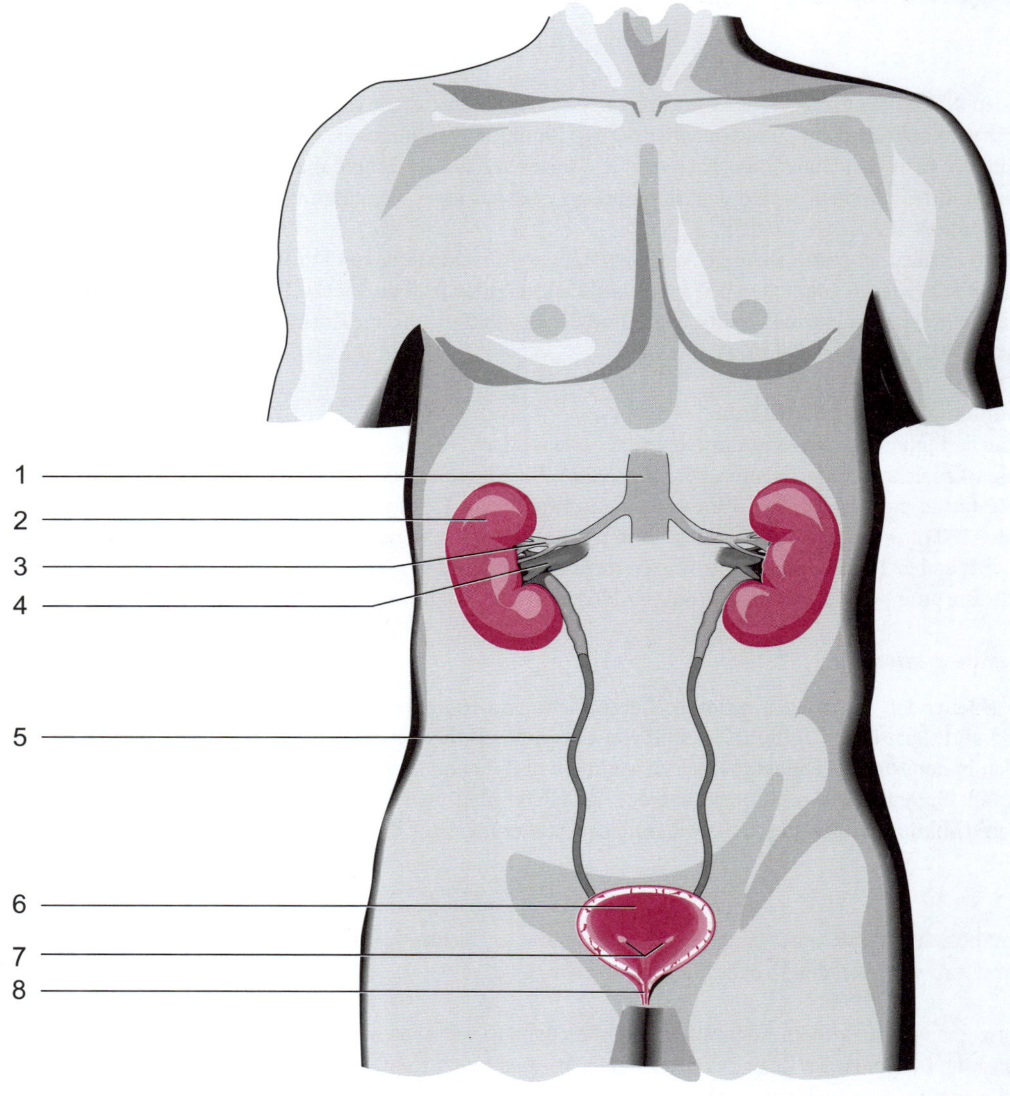

Abb. 7.1 Ableitende Harnwege

Nummer	Deutsche Bezeichnung	Fachbegriff
Tab. 7.1 Ableitende Harnwege		
1		
2		
3		
4		
5		
6		
7		
8		

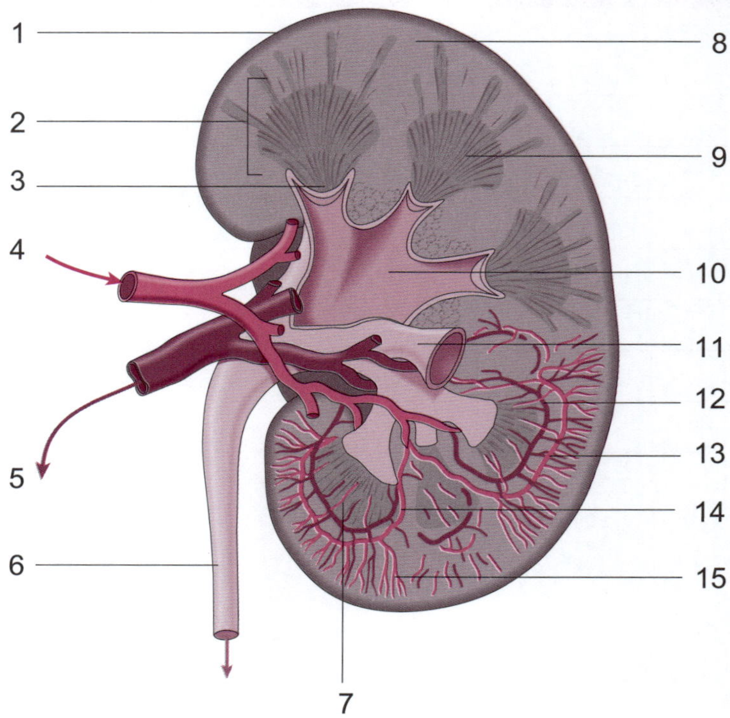

Abb. 7.2 Niere [L190]

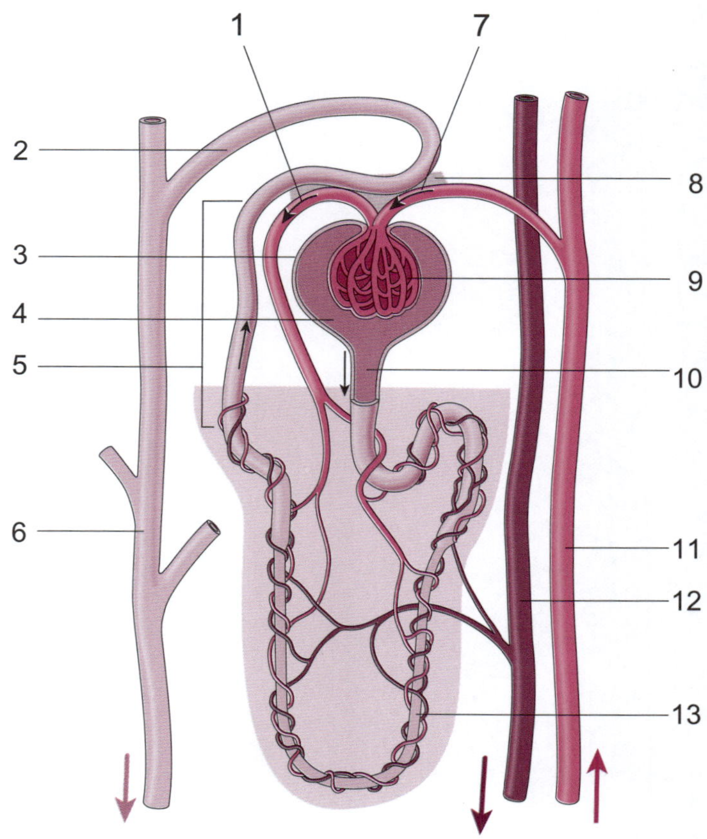

Abb. 7.3 Nephron [L190]

Nummer	Deutsche Bezeichnung	Fachbegriff
Tab. 7.2 Niere		
1		
2		–
3		
4		
5		
6		
7	–	
8		
9		
10		
11		
12		
13		
14		
15		
Tab. 7.3 Nephron		
1		
2		–
3		
4		–
5		–
6		
7		
8		
9		
10		–
11		
12		
13		

Aufgabe 7.1 Harnblase

Aus welcher Gewebeart besteht die Wand der Harnblase?

a. Willkürliche, quergestreifte Muskulatur
b. Unwillkürliche, glatte Muskulatur
c. Retikuläres Bindegewebe
d. Straffes, kollagenfaseriges Bindegewebe

Aufgabe 7.2 Niere

Ergänzen Sie bitte die folgende Textpassage mit den unten stehenden Begriffen.

Der obere Nierenpol grenzt an das ____________________ und wird von hinten durch die unteren ____________________ bedeckt. Der untere Nierenpol liegt ca. 5 cm über dem ____________________. Die ____________________ Niere befindet sich aufgrund der darüber befindlichen ____________________ tiefer als die ____________________ Niere.
Niere und auch ____________________ sind schützend in der ____________________ eingebettet.
Die ____________________ umhüllt die gesamte Niere und ist mit dieser verwachsen.

linke, Beckenkamm, Capsula adiposa, Leber, rechte, Zwerchfell, Rippen, Nebenniere, Capsula fibrosa

Aufgabe 7.3 Bestandteile des Nephrons

Welche Strukturen gehören zu einer funktionellen Einheit der Niere (Nephron)?

____

____

Aufgabe 7.4 Regulation des Wasserhaushalts

Die folgende Textpassage enthält zwei inhaltliche Fehler. Welche?

Der menschliche Organismus braucht, um regelrecht funktionieren zu können, eine konstante Osmolarität des Extrazellulärraums von ca. 120 mosm/kg Wasser. Die für die Überwachung der Blutosmolarität zuständigen Osmorezeptoren befinden sich im Hypothalamus des Zwischenhirns. Steigt die Osmolarität wegen Wassermangels an, führt dies zur Reizung der Osmorezeptoren und schließlich zur Freisetzung von ADH aus der Hypophyse. Dieses fördert die Wiederaufnahme von Wasser aus dem Harn im Überleitungsstück, sodass nur eine geringe Menge eines stark konzentrierten Harns ausgeschieden wird.

____

____

Aufgabe 7.5 Urin

Nennen Sie die Hauptbestandteile des Urins.

____

____

KAPITEL

8 Geschlechtsorgane

Geschlechtsorgane des Mannes

Zu den inneren Geschlechtsorganen des Mannes gehören Hoden, Nebenhoden, Samenleiter und Geschlechtsdrüsen (Vorsteherdrüse, Bläschendrüsen, Cowpersche Drüsen). Die äußeren Geschlechtsorgane des Mannes sind Harn-Samen-Röhre, Penis und Hodensack.

Hoden und Nebenhoden

Die Hoden (Testes) sind paarig angelegt und liegen mit den Nebenhoden im Hodensack (Skrotum) außerhalb des Bauchraums. Der Nebenhoden (Epididymis) liegt kappenförmig auf der Rückseite jeden Hodens. Der Samenleiter, der den Leistenkanal durchzieht und innerhalb der Vorsteherdrüse in die Harn-Samen-Röhre mündet, gehört zu den ableitenden Samenwegen.

Vorsteherdrüse

Die Vorsteherdrüse (Prostata) liegt unterhalb der Harnblase und umhüllt die Harnröhre. Hinten grenzt sie an den Enddarm.

Penis

Der Penis (Glied) enthält die Harn-Samen-Röhre. Er ist aufgebaut aus Peniswurzel und Penisschaft.

Geschlechtsorgane der Frau

Die inneren Geschlechtsorgane der Frau sind Eierstöcke, Eileiter, Gebärmutter und Scheide. Sie liegen geschützt im kleinen Becken. Zu den äußeren Geschlechtsorganen der Frau gehören die großen und kleinen Schamlippen, der Scheidenvorhof und die Klitoris. Sie sind über die Scheide (Vagina) mit den inneren Geschlechtsorganen verbunden.

Eierstöcke

Die paarig angelegten Eierstöcke (Ovarien) liegen an der Wand des kleinen Beckens und sind dort durch Bänder in ihrer Lage fixiert.

Eileiter

In den Eileitern (Tubae uterinae, Tuben) findet normalerweise die Befruchtung statt.

Gebärmutter

Die Gebärmutter (Uterus) ist ein birnenförmiges Organ, das sich aus Gebärmuttergrund (Fundus uteri), Gebärmutterkörper (Corpus uteri), Gebärmutterenge (Isthmus uteri) und Gebärmutterhals (Cervix uteri) zusammensetzt. Der Gebärmutterhals ragt mit dem Muttermund (Portio) in die Scheide hinein.

Scheide

Die Scheide (Vagina) ist ein etwa 8 cm langer muskulär-bindegewebiger Schlauch.

Weibliche Brust

Die weiblichen Brustdrüsen (Mammae) gehören nicht zu den Geschlechtsorganen, sondern zu den sekundären Geschlechtsmerkmalen. Sie liegen auf dem großen Brustmuskel (M. pectoralis major).

II Mit den Wechseljahren sinkt bei der Frau der Spiegel weiblicher Geschlechtshormone. Dies führt zu einem Erlöschen der Fruchtbarkeit, typischen Wechseljahresbeschwerden, Veränderungen an den Geschlechtsorganen und einer Abnahme der Knochenmasse mit erhöhter Knochenbrüchigkeit. II

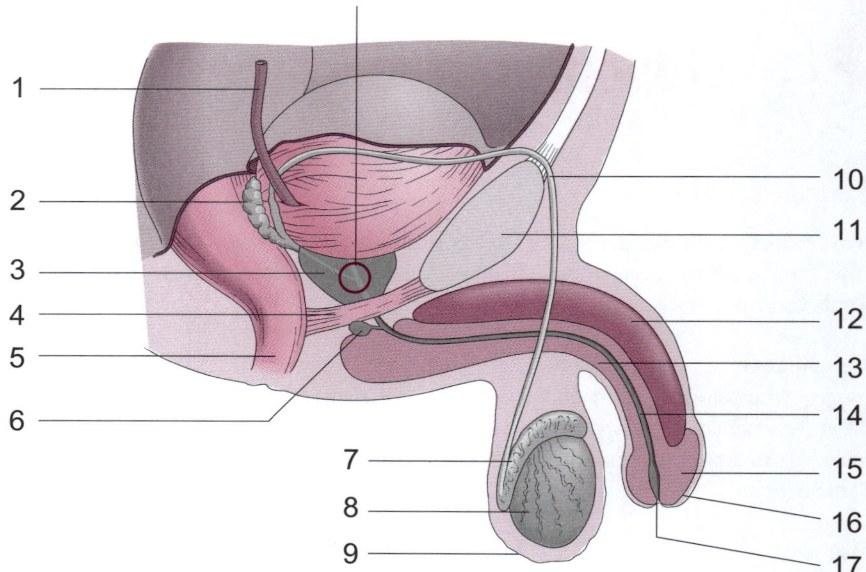

Abb. 8.1 Männliches Becken im Längsschnitt [L190]

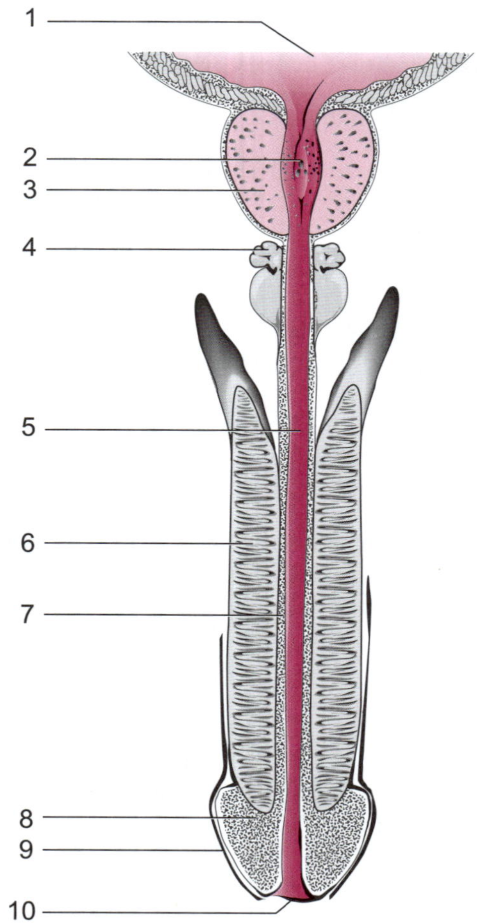

Abb. 8.2 Penis im Längsschnitt

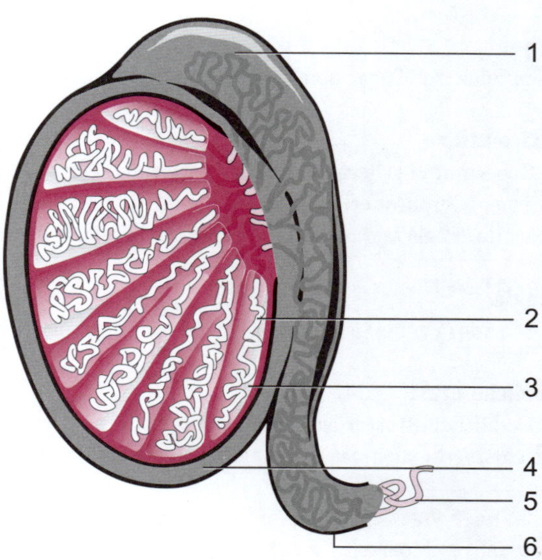

Abb. 8.3 Hoden im Längsschnitt und Nebenhoden

Nummer	Deutsche Bezeichnung	Fachbegriff
Tab. 8.1 Männliches Becken im Längsschnitt		
1		
2		
3		
4		–
5		
6		
7		
8		
9		
10		
11		
12		
13		
14		
15		
16		
17		
Tab. 8.2 Penis im Längsschnitt		
1		
2		
3		
4		
5		
6		
7		
8		
9		
10		
Tab. 8.3 Hoden im Längsschnitt und Nebenhoden		
1		
2		
3		
4		
5		
6		

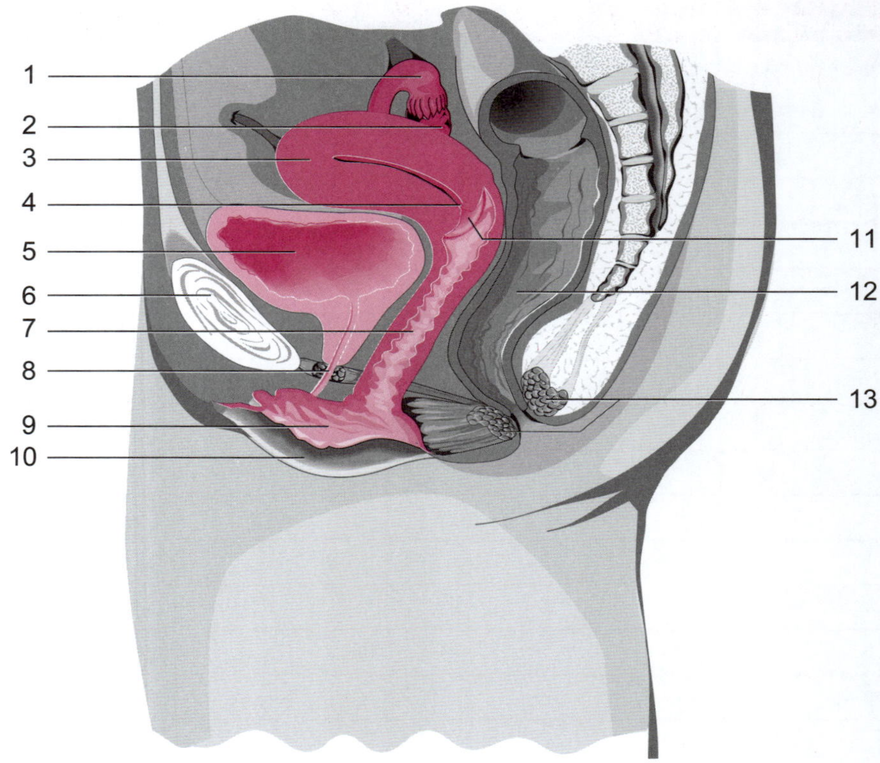

Abb. 8.4 Weibliches Becken im Längsschnitt

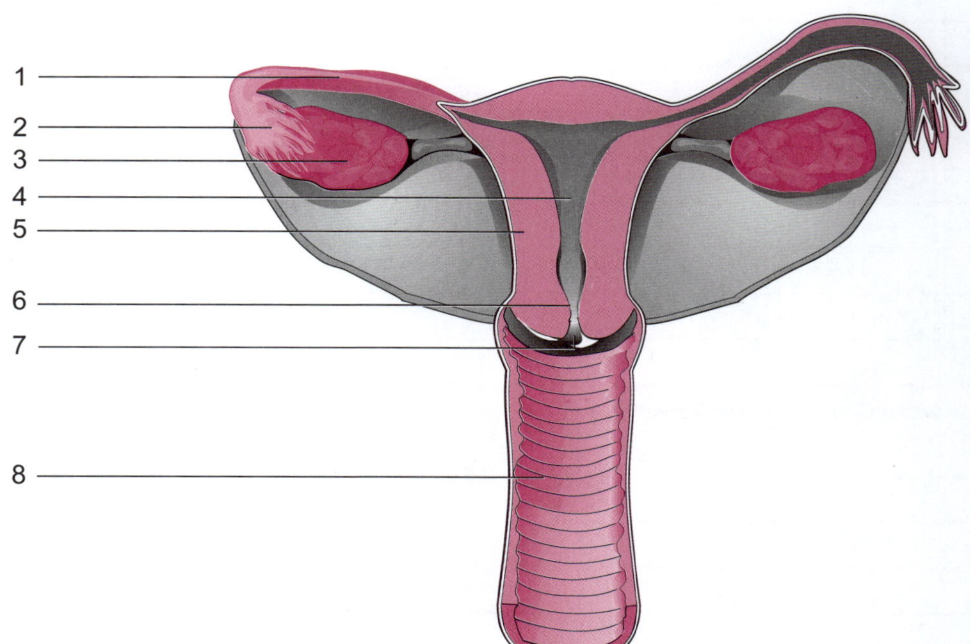

Abb. 8.5 Gebärmutter und Scheide

Nummer	Deutsche Bezeichnung	Fachbegriff
Tab. 8.4 Weibliches Becken im Längsschnitt		
1		
2		
3		
4		
5		
6		
7		
8		
9		
10		
11		
12		
13		
Tab. 8.5 Gebärmutter und Scheide		
1		
2		–
3		
4		
5		
6		
7		
8		

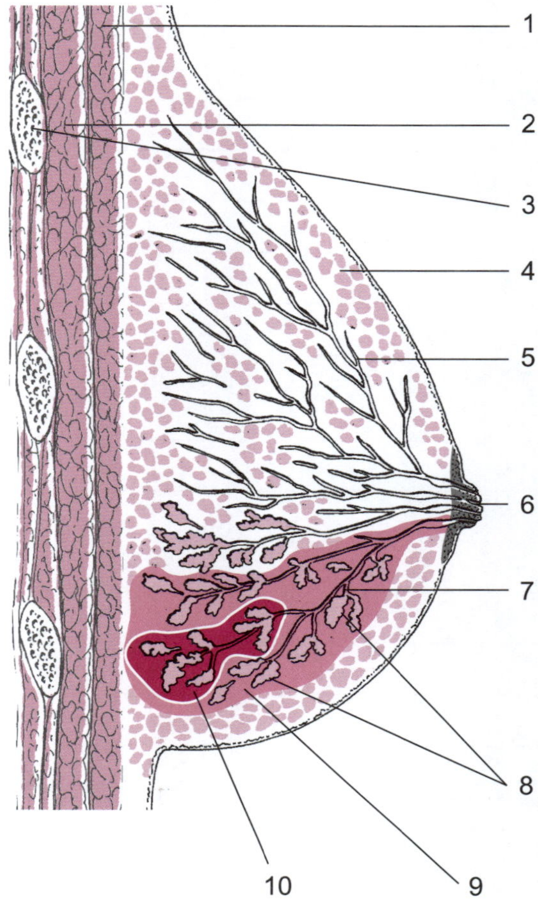

Abb. 8.6 Weibliche Brust im Längsschnitt [L190]

Nummer	Deutsche Bezeichnung	Fachbegriff
Tab. 8.6 Weibliche Brust im Längsschnitt		
1		
2		
3		
4		–
5		
6		
7		
8		
9		
10		

Aufgabe 8.1 Aufbau des Hodens

Ergänzen Sie bitte die folgende Textpassage mit den unten stehenden Begriffen.

Die ____________________, eine dicke ____________________, umhüllt den Hoden. Von dort reichen ____________________ strahlenförmig ins ____________________ des Hodens. Daraus ergibt sich eine unvollständige Unterteilung des Hodens in ____________________. Hier sind stark gewundene ____________________ und ____________________ erkennbar, die in ____________________ eingebettet und von feinen ____________________ durchzogen sind.

Bindegewebekapsel, Bindegewebesepten, Blut- und Lymphgefäßen, Hodenläppchen, Hodenzwischenzellen, Innere, lockeres Bindegewebe, Samenkanälchen, Tunica albuginea

Aufgabe 8.2 Uterus

In welche fünf Abschnitte lässt sich die Gebärmutter gliedern?

____

____

____

Aufgabe 8.3 Funktion der weiblichen Geschlechtsorgane

Welche der folgenden Aussagen zu den weiblichen Geschlechtsorganen sind richtig?

a. In der Sekretionsphase wird die Uterusschleimhaut auf die Einnistung des Eis vorbereitet.
b. Der Eitransport in der Tube erfolgt durch peristaltische Bewegungen.
c. In der Proliferationsphase wird die Abstoßung der Uterusschleimhaut vorbereitet.
d. Die Eizelle wird normalerweise im Uterus befruchtet.
e. Der Eitransport in der Tube erfolgt durch hormonellen Einfluss.

Aufgabe 8.4 Steuerung der Samenzellbildung

Welche der folgenden Aussagen ist falsch?

a. Die Gonadotropin-Releasing-Hormone werden im Hypothalamus gebildet und stimulieren die Abgabe der Gonadotropine FSH und LH in der Hypophyse.
b. FSH stimuliert zusammen mit Testosteron die Sertoli-Zellen und sorgt so indirekt für ein optimales Milieu für die Samenzellbildung.
c. Die Sertoli-Zellen setzen unter dem Einfluss von LH Testosteron frei, welches die FSH-Bildung stimuliert.
d. Testosteron und Inhibin gelangen auf dem Blutweg zu Hypothalamus und Hypophyse und bremsen dort die Gonadotropinausschüttung.
e. FSH und LH gelangen auf dem Blutweg in den Hoden. LH regt die Testosteronbildung und -abgabe der Leydig-Zellen an.

Aufgabe 8.5 Wechseljahre

Was passiert, wenn in den Wechseljahren bei der Frau der Spiegel der weiblichen Geschlechtshormone sinkt?

____

____

____

KAPITEL

9 Hormonelles System

Das hormonelle oder auch endokrine System steuert viele Vorgänge im Körper. Hormone sind chemische Botenstoffe, die für die Kommunikation der Zellen und Organe untereinander benötigt werden. Mit in der Regel langsamen Regulationsvorgängen beeinflussen sie die Fortpflanzung, das Wachstum, den Energiestoffwechsel, den Wasser- und Elektrolythaushalt und viele andere biologische Abläufe im Körper.

Hormondrüsen

Ein Großteil der Hormone wird in Hormondrüsen (endokrine Organe) gebildet. Dazu gehören Hypophyse, Schilddrüse, Nebenschilddrüse, Nebenniere, die Inselzellen der Bauchspeicheldrüse, Hoden und Eierstöcke. Weitere Hormone werden in spezialisierten Einzelzellen gebildet.

Nebenniere

Die Nebennieren (Glandulae suprarenales) sitzen beidseits auf den oberen Nierenpolen. Die Nebennierenrinde bildet Glukokortikoide. Diese hemmen Immun- und Entzündungsvorgänge, fördern den Eiweiß- und Fettabbau und erhöhen den Blutzuckerspiegel. Außerdem produziert die Nebennierenrinde Sexualhormone und Aldosteron für die Natrium- und Wasserrückresorption in der Niere. Das Nebennierenmark produziert die Hormone Adrenalin und Noradrenalin. Sie werden besonders in Stresssituationen ausgeschüttet und aktivieren sehr rasch den Kreislauf.

Schilddrüse

Die Schilddrüse (Glandula thyroidea) liegt vor der Luftröhre unterhalb des Kehlkopfes. Sie besteht aus zwei Seitenlappen, die durch eine Gewebebrücke u-förmig miteinander verbunden sind. Schilddrüsenhormone sind Thyroxin (T_4) und Trijodthyronin (T_3). Ihre Freisetzung wird durch das TSH der Hypophyse stimuliert. Sie fördern den Stoffwechselumsatz, die Aktivität des Nervensystems und die kindliche Entwicklung. Außerdem produziert die Schilddrüse Kalzitonin zur Senkung des Blutkalziumspiegels.

Nebenschilddrüse

Die Nebenschilddrüsen (Epithelkörperchen, Glandulae parathyroideae) liegen als vier etwa linsengroße endokrine Organe an der Rückseite der Schilddrüse. Sie produzieren Parathormon, das den Blutkalziumspiegel erhöht.

Bauchspeicheldrüse

Die Inselzellen der Bauchspeicheldrüse (Pankreas) bilden das blutzuckersenkende Hormon Insulin und das blutzuckersteigernde Hormon Glukagon. Daneben wird Somatostatin produziert, das Verdauungsprozesse hemmt, sowie pankreatisches Polypeptid.

Hypothalamus und Hypophyse

Der Hypothalamus ist die übergeordnete Hormondrüse des Körpers. Als Teil des Gehirns kann er nervale in hormonelle Botschaften umsetzen. Er produziert Oxytocin und ADH (Adiuretin) sowie Releasing- und Inhibiting-Hormone.

Dem Hypothalamus untergeordnet ist die Hirnanhangsdrüse (Hypophyse). Im Hypophysenhinterlappen werden Oxytocin und ADH gespeichert und bei Bedarf freigesetzt. Vom Hypophysenvorderlappen werden TSH (Thyroidea-stimulierendes Hormon), ACTH (Adrenocorticotropes Hormon), FSH (Follikel-stimulierendes Hormon) und LH (Luteinisierendes Hormon) ausgeschüttet. Außerdem werden dort Prolaktin und das Wachstumshormon Somatotropin gebildet.

▮▮ Veränderungen des Hormonsystems im Alter zeigen sich vor allem bei den Geschlechtshormonen der Frau. Auffallend ist außerdem die abnehmende Glukosetoleranz bei älteren Menschen. Auch die übrigen Hormone zeigen Altersveränderungen, jedoch in der Regel ohne klinische Relevanz. ▮▮

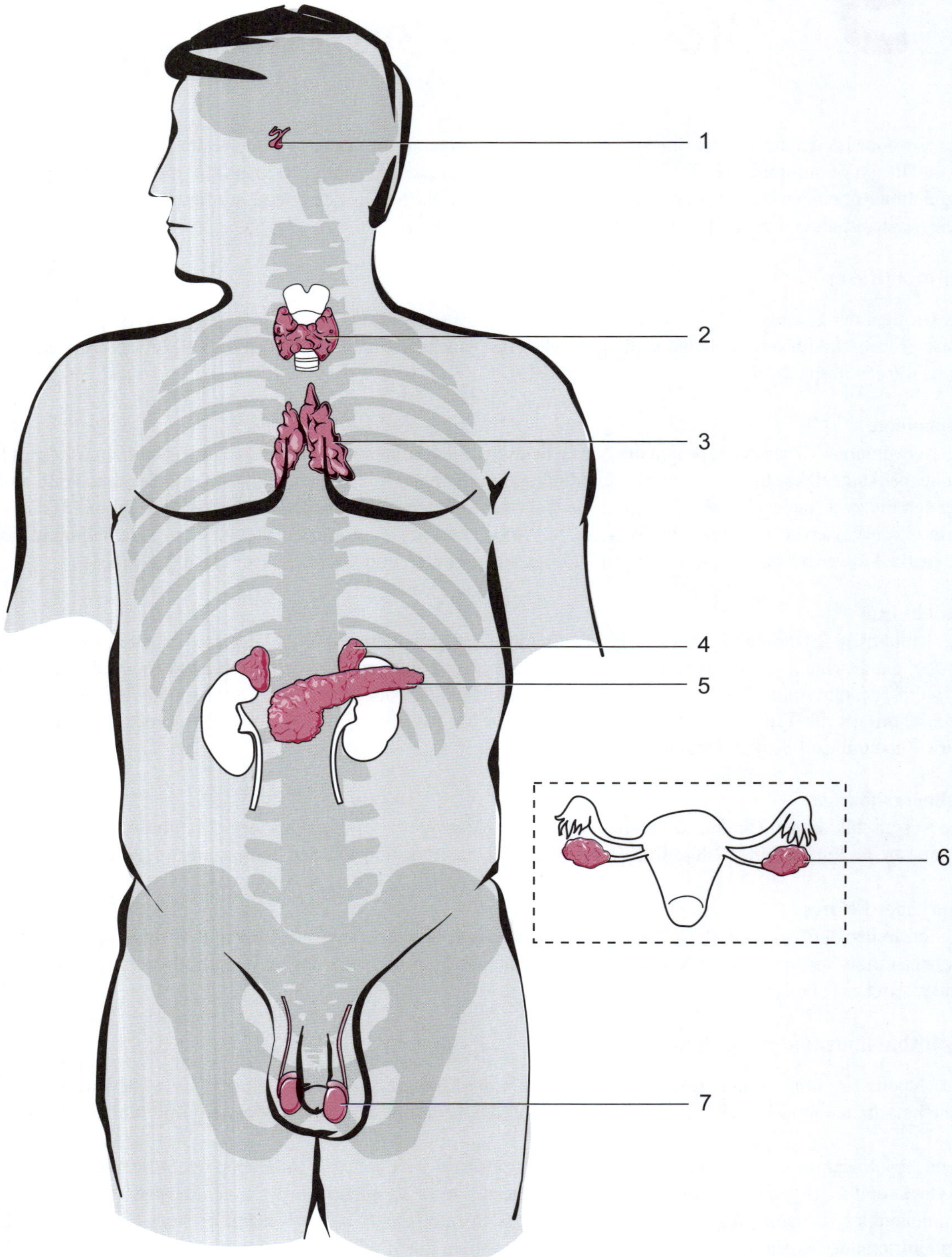

Abb. 9.1 Endokrine Drüsen in der Übersicht

Nummer	Deutsche Bezeichnung	Fachbegriff
Tab. 9.1 Endokrine Drüsen in der Übersicht		
1		
2		
3		
4		
5		
6		
7		

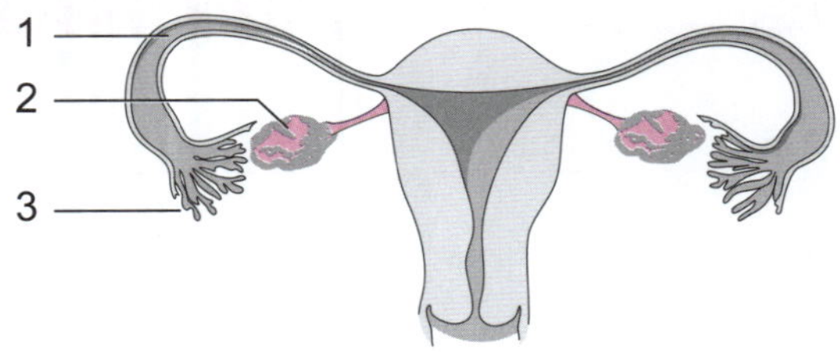

Abb. 9.2 Weibliches Genitale

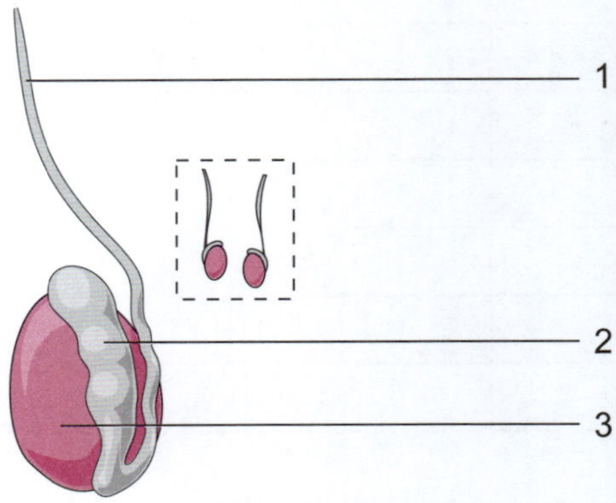

Abb. 9.3 Männliches Genitale

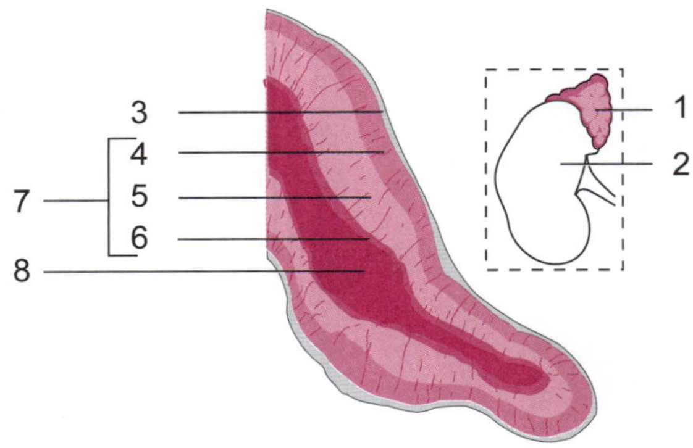

Abb. 9.4 Nebenniere

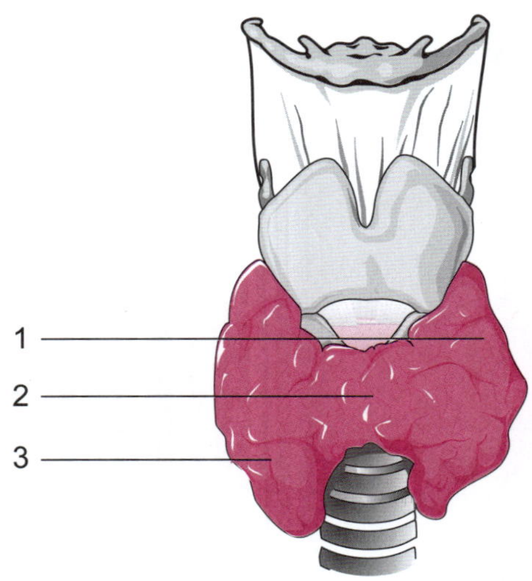

Abb. 9.5 Schilddrüse von vorne

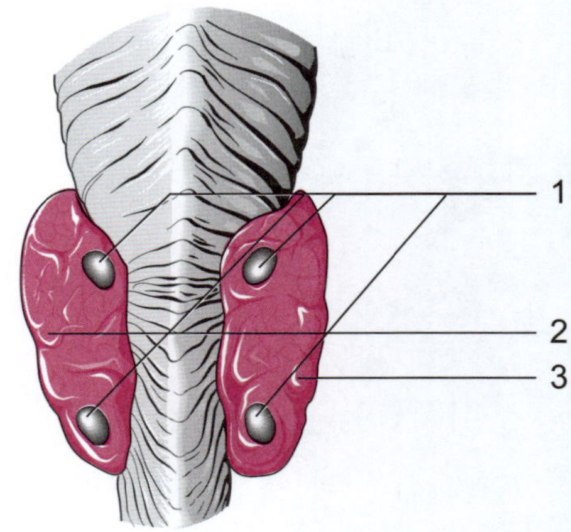

Abb. 9.6 Schilddrüse von hinten

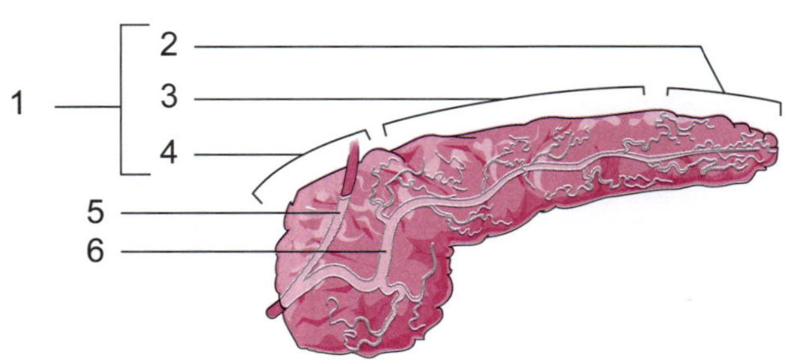

Abb. 9.7 Pankreas

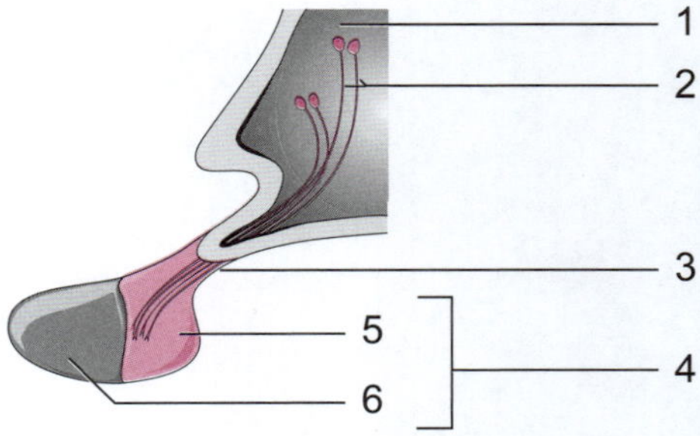

Abb. 9.8 Hypophyse

Nummer	Deutsche Bezeichnung	Fachbegriff
Tab. 9.2 Weibliches Genitale		
1		
2		
3		–
Tab. 9.3 Männliches Genitale		
1		
2		
3		
Tab. 9.4 Nebenniere		
1		
2		
3		
4		
5		
6		
7		
8		
Tab. 9.5 Schilddrüse von vorne		
1		
2		
3		
Tab. 9.6 Schilddrüse von hinten		
1		
2		
3		
Tab. 9.7 Pankreas		
1		
2		
3		
4		
5		
6		
Tab. 9.8 Hypophyse		
1	–	
2		–
3		
4		
5		
6		

Aufgabe 9.1 Endokrine Drüsen

Welche der folgenden Aussagen treffen auf endokrine Drüsen zu?

a. Endokrine Drüsen geben ihre Produkte direkt an das Erfolgsorgan ab.
b. Endokrine Drüsen produzieren Enzyme.
c. Endokrine Drüsen produzieren Hormone.
d. Endokrine Drüsen geben ihre Produkte ins Blut ab.
e. Endokrine Drüsen arbeiten alle autonom und unabhängig voneinander.

Aufgabe 9.2 Schilddrüse

Ergänzen Sie bitte die folgende Textpassage mit den unten stehenden Begriffen.

Die Schilddrüse besteht aus ____________________, die in der Mitte durch eine schmale Gewebebrücke, den ____________________, verbunden sind. Sie wird von einer ____________________ aus ____________________ bedeckt und durch Bindegewebe in ____________________ unterteilt. Im Innern ist die Schilddrüse von unterschiedlich großen Bläschen, den ____________________, erfüllt. Diese werden nach außen von einem einfachen ___________ umgeben, das die Schilddrüsenhormone produziert. Im Inneren der Follikel befindet sich eine strukturlose Masse, das ____________________, in der die ____________________ gespeichert werden. Zwischen den Follikeln liegen die ____________________, auch parafollikuläre Zellen genannt, die das Hormon ____________________ sezernieren.

straffem Bindegewebe, Kalzitonin, Follikelepithel, C-Zellen, Kolloid, Isthmus, Organkapsel, zwei Seitenlappen, Läppchen, Schilddrüsenfollikeln, Schilddrüsenhormone

Aufgabe 9.3 Pankreas

Welche vier Hormone werden in den Pankreasinseln gebildet?

____

____

Aufgabe 9.4 Nebennierenrinde

Nennen Sie die wichtigsten Wirkungen der Glukokortikoide.

____

____

____

____

Aufgabe 9.5 Nebenschilddrüsen

Wo liegen die Nebenschilddrüsen, welches Hormon produzieren sie und welche Aufgabe hat dieses Hormon?

____

____

KAPITEL

10 Nervensystem

Das Nervensystem wird nach der Lage in zentrales und peripheres sowie nach der Funktion in willkürliches und vegetatives Nervensystem unterteilt.

Zentrales Nervensystem

Das zentrale Nervensystem (ZNS) besteht aus Gehirn und Rückenmark. Als Kontrollinstanz koordiniert es die Organfunktionen, nimmt Informationen aus der Umwelt auf, verarbeitet diese und leitet sinnvolle Reaktionen ein. Makroskopisch unterscheidet man zwei Anteile an Nervengewebe: die graue Substanz aus Nervenzellkörpern, welche den Kern und die Rindenfelder des Gehirns bildet, und die weiße Substanz, die aus markhaltigen Nervenfasern aufgebaut ist. Die weiße Substanz verbindet durch sogenannte Bahnen die verschiedenen Hirnabschnitte. Im Rückenmark wird die graue Substanz von der weißen Substanz umgeben.

Peripheres Nervensystem

Zum peripheren Nervensystem gehören Hirnnerven, Spinalnerven und Ganglien. Die zwölf Paar Hirnnerven haben sensorische, motorische und/oder vegetative Funktionen, vor allem im Bereich des Kopfes. Die Spinalnerven sind aus dem Rückenmark austretende Nervenfaserbündel. In Hals-, Lenden- und Beckenhöhe verflechten sich mehrere Spinalnerven zu Plexus, aus denen die peripheren Nerven hervorgehen. Als Ganglien bezeichnet man Nervenzellansammlungen außerhalb des ZNS.

Vegetatives Nervensystem

Das vegetative Nervensystem setzt sich aus Sympathikus und Parasympathikus sowie dem „enterischen Nervensystem“ (Darmnervensystem) zusammen. Es steuert lebenswichtige Funktionen wie Atmung und Kreislauf, wobei Sympathikus und Parasympathikus meist entgegengesetzte Wirkung zeigen. Der Sympathikus fördert die Leistungsbereitschaft, der Parasympathikus die Ruhe. Das separate Darmnervensystem reguliert die Verdauungsfunktionen.

II Im Alter kommt es zu verschiedenen organischen Veränderungen des Nervensystems. Vor allem Ganglienzellen und Neurotransmitter nehmen ab und die Funktionen der verschiedenen Rezeptoren sind beeinträchtigt. Dies führt zu einem Absinken der Gehirnleistung, einer verlangsamten Orientierung in komplexen Situationen und einer nachlassenden Gedächtnisfunktion. Die geistigen Funktionen sind jedoch in hohem Maße trainingsabhängig. II

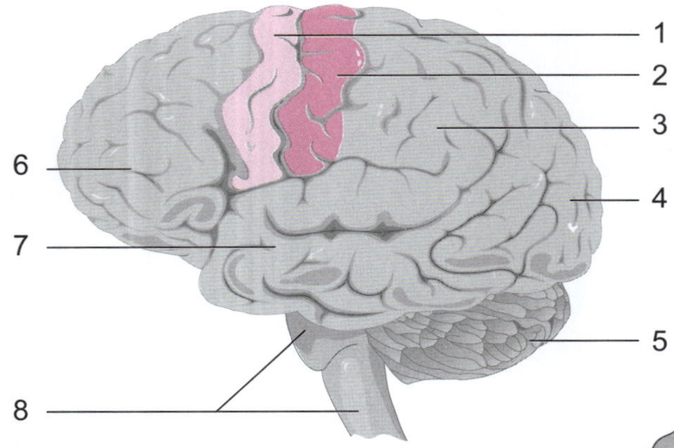

Abb. 10.1 Hirnlappen

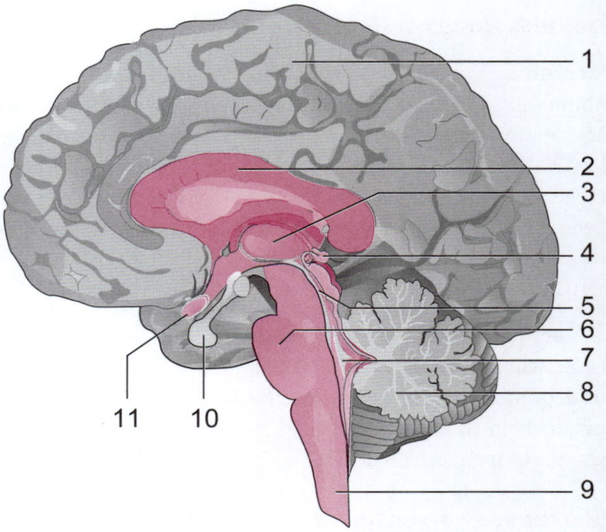

Abb. 10.2 Längsschnitt durch Gehirn und Hirnstamm

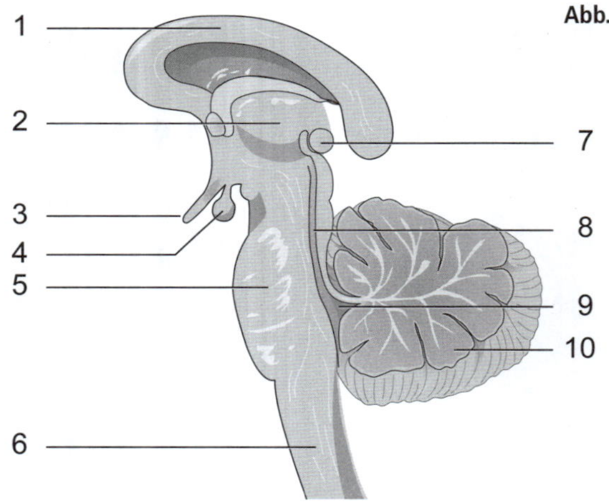

Abb. 10.3 Längsschnitt durch Hirnstamm

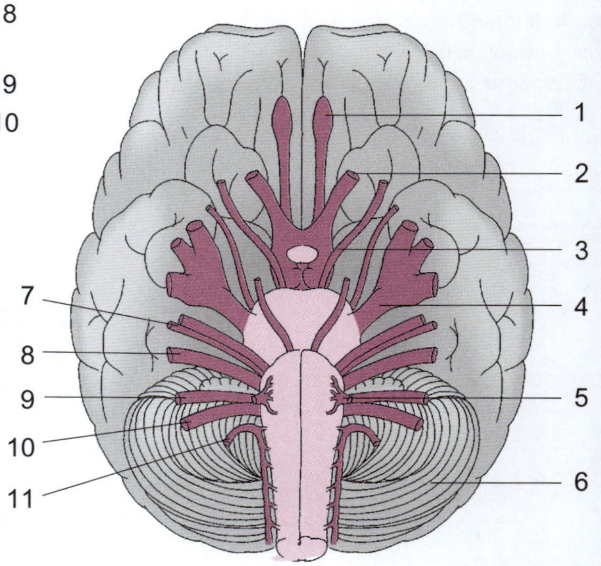

Abb. 10.4 Hirnnerven [L190]

Nummer	Deutsche Bezeichnung	Fachbegriff
Tab. 10.1	Hirnlappen	
1		
2		
3		
4		
5		
6		
7		
8		
Tab. 10.2	Längsschnitt durch Gehirn und Hirnstamm	
1		
2		
3	–	
4		–
5		
6		
7		
8		
9		
10		
11		
Tab. 10.3	Längsschnitt durch Hirnstamm	
1		
2	–	
3		
4		
5		
6		
7		
8		–
9		
10		
Tab. 10.4	Hirnnerven	
1		
2		
3		
4		
5		
6		
7		
8		
9		
10		
11		

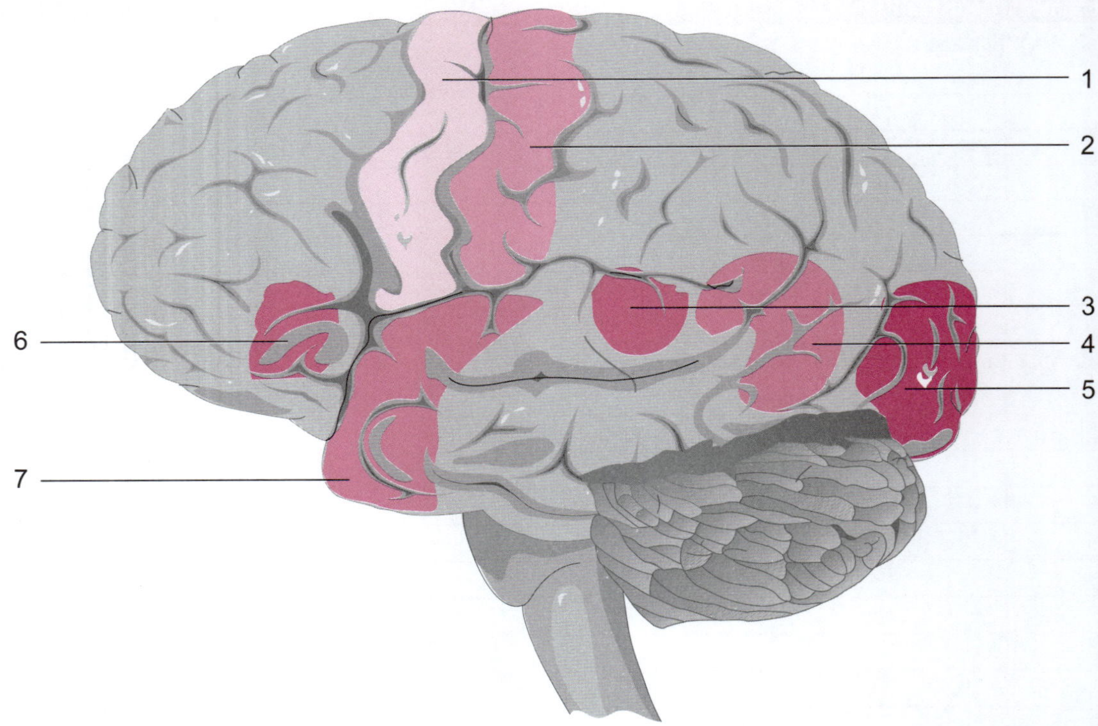

Abb. 10.5 Funktionsbereiche des Gehirns

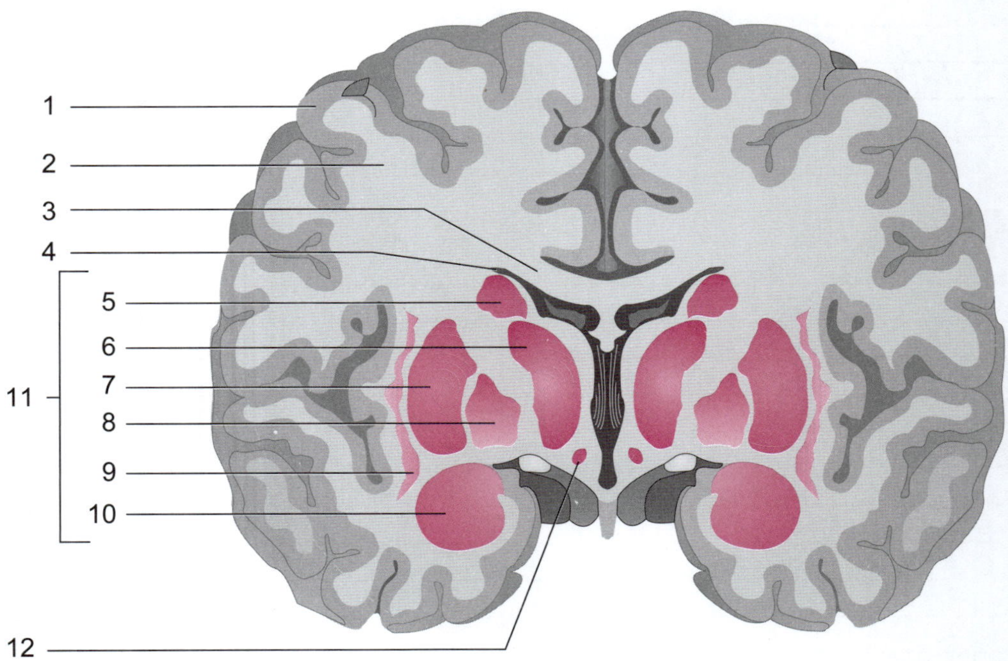

Abb. 10.6 Querschnitt durch das Gehirn

Nummer	Deutsche Bezeichnung	Fachbegriff
Tab. 10.5 Funktionsbereiche des Gehirns		
1		
2		
3		–
4		–
5		–
6		–
7		–
Tab. 10.6 Querschnitt durch das Gehirn		
1		
2		
3		
4		
5		
6	–	
7		
8		
9		
10		
11		
12	–	

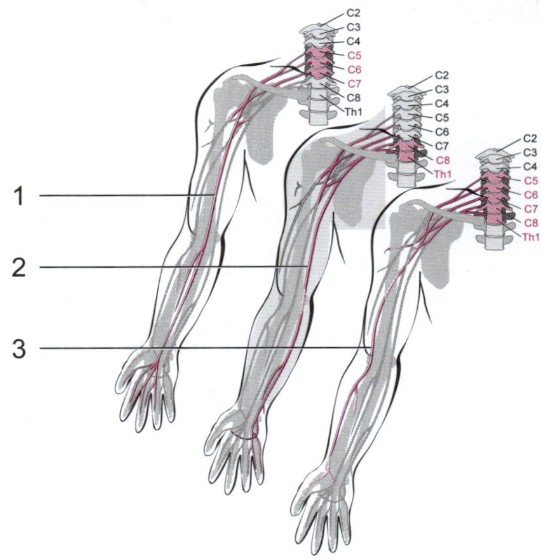

Abb. 10.7 Armnerven

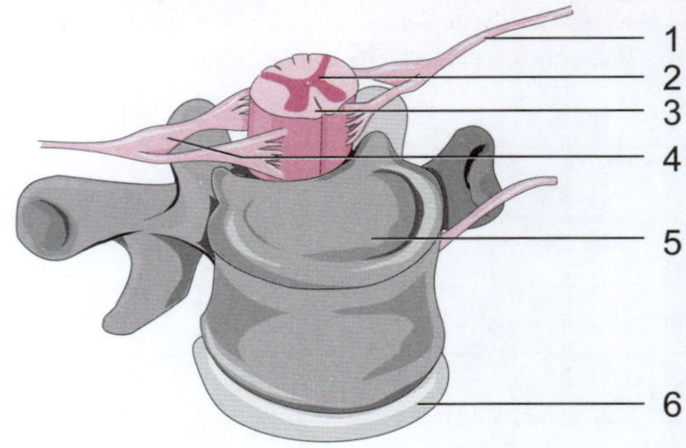

Abb. 10.8 Lage des Rückenmarks

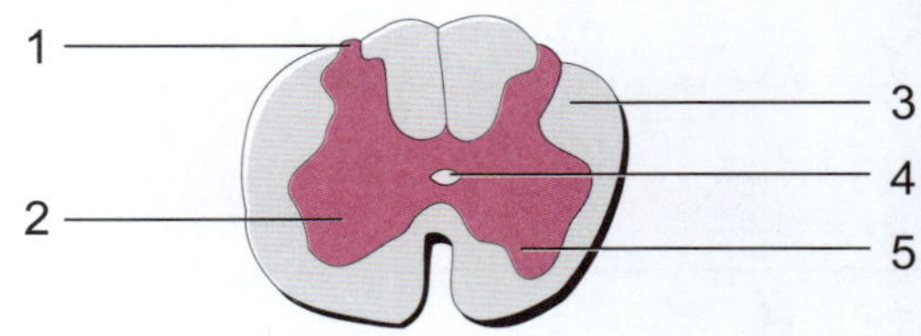

Abb. 10.9 Querschnitt durch das Rückenmark

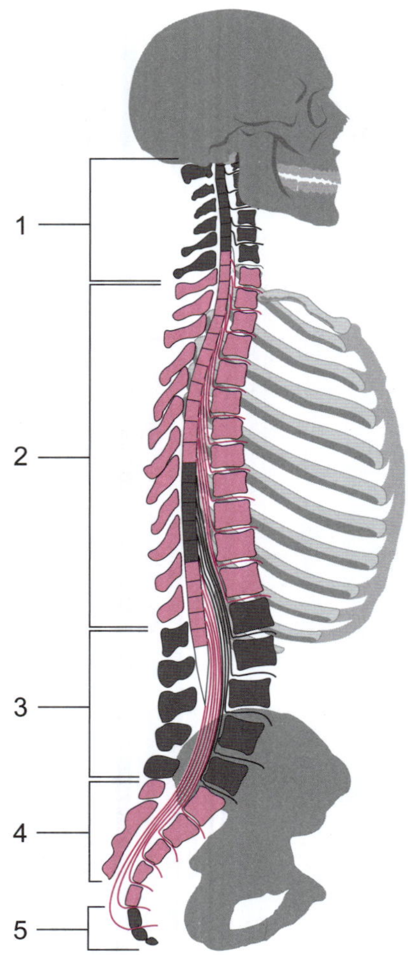

Abb. 10.10 Rückenmarksnerven

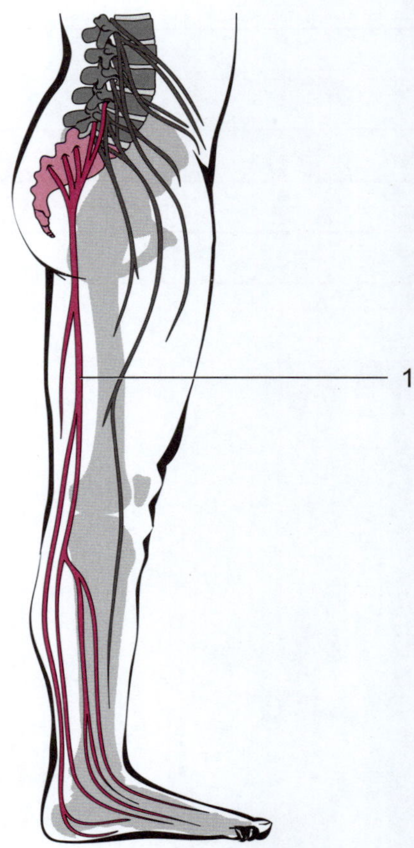

Abb. 10.11 Beinnerven

Nummer	Deutsche Bezeichnung	Fachbegriff
Tab. 10.7	Armnerven	
1		
2		
3		
Tab. 10.8	Lage des Rückenmarks	
1		
2		
3		
4		
5		
6		
Tab. 10.9	Querschnitt durch das Rückenmark	
1		
2		
3		
4		
5		
Tab. 10.10	Rückenmarksnerven	
1		
2		
3		
4		
5		
Tab. 10.11	Beinnerven	
1		

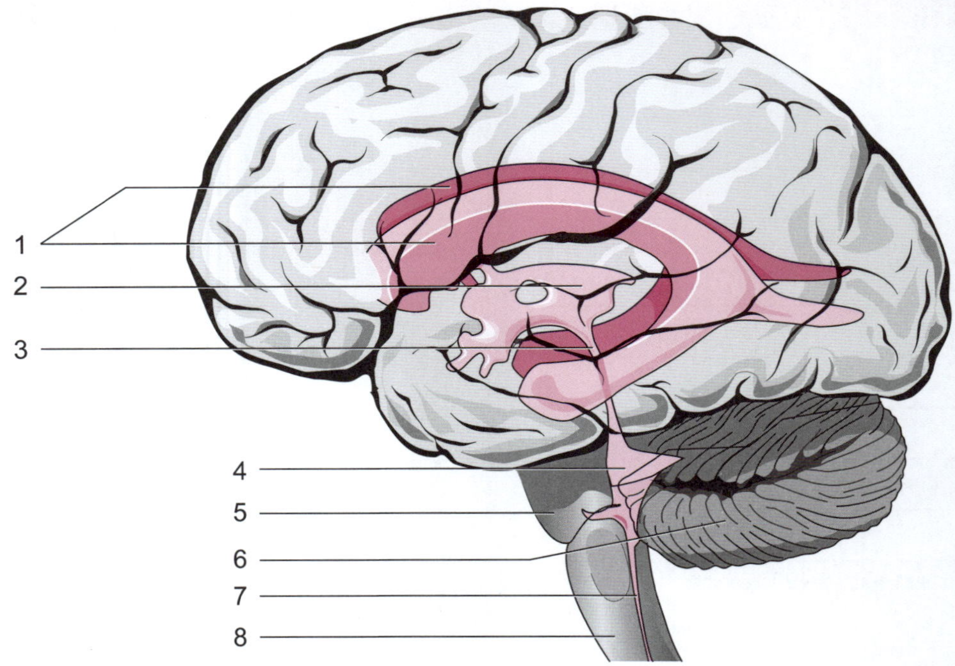

Abb. 10.12 Ventrikelsystem

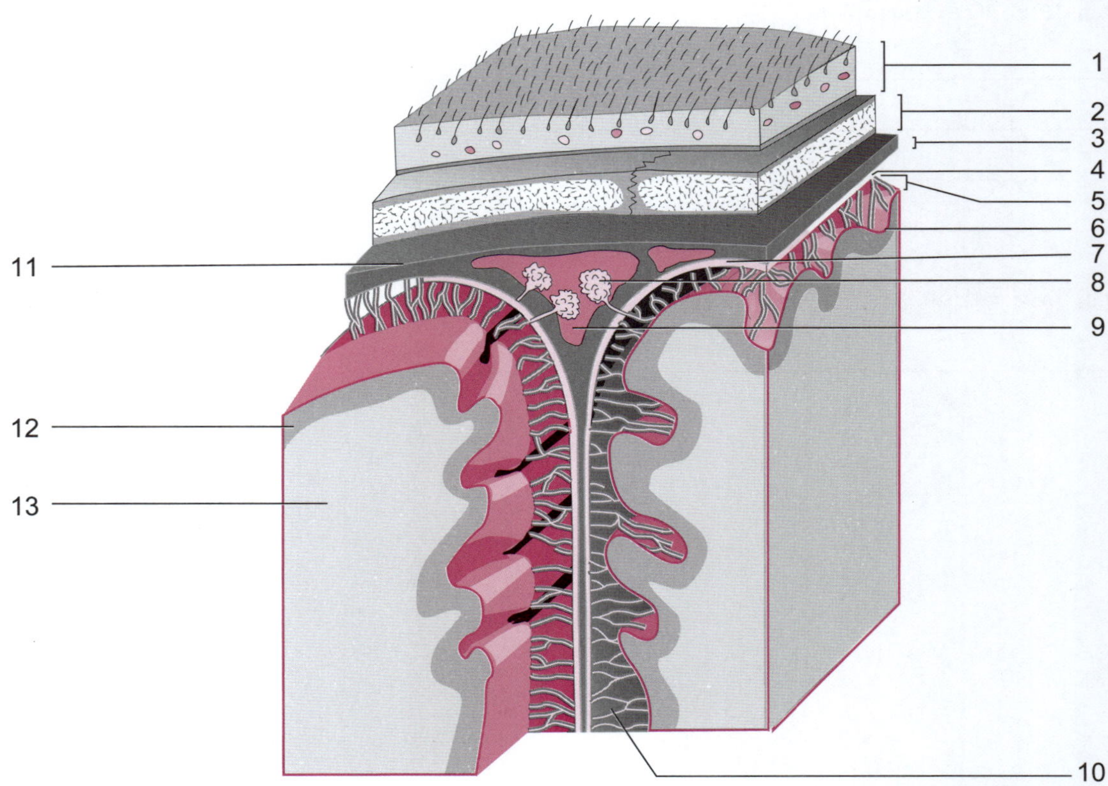

Abb. 10.13 Hirnhäute

Nummer	Deutsche Bezeichnung	Fachbegriff
Tab. 10.12 Ventrikelsystem		
1		
2		
3		–
4		
5		
6		
7		
8		
Tab. 10.13 Hirnhäute		
1		–
2		
3		
4		
5		–
6		
7		–
8		–
9		
10		–
11		–
12		
13		

Aufgabe 10.1 Hirnstamm

Welche drei Strukturen des Gehirns werden unter dem Begriff des Hirnstamms (Truncus encephali) zusammengefasst?

____

____

____

Aufgabe 10.2 Zentrales Nervensystem

Welche der folgenden anatomischen Einheiten gehören zum zentralen Nervensystem?

a. Periphere Nerven
b. Spinalnerven
c. Rückenmark
d. Sensible Nerven
e. Motorische Nerven
f. Gehirn

Aufgabe 10.3 Hirnhäute

Ergänzen Sie bitte die folgende Textpassage mit den unten stehenden Begriffen.

Die ______________ ist die äußerste Hirnhaut. Sie ist aus ______________, ______________ Bindegewebe aufgebaut und hat Bedeutung vor allem als ______________. Die darunterliegende ______________ aus ______________ Bindegewebe ist fest mit der ______________ verwachsen. Die ______________, ebenfalls aus ______________ Bindegewebe, ist fest mit der Oberfläche von ______________ und ______________ verwachsen. Die ______________ verläuft zwischen den __________ von vorne nach hinten und reicht vom Schädeldach bis zum ______________.

Falx cerebri, Gehirn, Organkapsel, straffem, feinfaserigem, feinfaserigem, Pia mater, Rückenmark, Großhirnhemisphären, Arachnoidea mater, Balken, harten Hirnhaut, Dura mater, kollagenfaserigem

Aufgabe 10.4 Afferenzen und Efferenzen im PNS

Welche Aussage ist falsch?

a. Nervenfasern, die Informationen aus den Eingeweiden bzw. aus der Skelettmuskulatur zum ZNS leiten, werden als afferent leitende (sensorische) Nervenfasern bezeichnet.
b. Exterozeptoren werden durch Dehnung gereizt und vermitteln Eindrücke über die Stellung der Extremitäten und Lage des Körpers im Raum.
c. Nervenfasern, die Steuerbefehle vom ZNS in die Organe übertragen, sind Efferenzen. Zu unterscheiden sind hierbei Somatoefferenzen und Viszeroefferenzen.
d. Die an Außen- und Eigenrezeptoren angeschlossenen Afferenzen zum ZNS sind die Körperafferenzen. Außenrezeptoren, und zum Teil auch propriozeptive Reize können bewusst wahrgenommen werden.

KAPITEL

11 Sinnesorgane

Auge

Das Auge als Organ des Sehsinns besteht aus dem Augapfel (Bulbus oculi) sowie den Augenlidern, Augenbrauen, Wimpern und dem Tränenapparat als Schutzeinrichtungen. Der Augapfel liegt in der knöchernen Augenhöhle (Orbita). Die äußeren Augenmuskeln ermöglichen ihm eine fein regulierte Beweglichkeit. Das Auge ist auf die Wahrnehmung von Lichtreizen spezialisiert. Durch die vorne gelegene Hornhaut und die Linse werden die Lichtstrahlen gesammelt und auf die lichtempfindliche Schicht des Auges projiziert, die Netzhaut. Hier liegen die Lichtsinneszellen: die Zapfen für die Farbwahrnehmung und die Stäbchen für die Hell-Dunkel-Wahrnehmung.

Ohr

Nach Aufbau und Funktion wird das Ohr in Ohrmuschel, Gehörgang und Trommelfell unterteilt.
Die Ohrmuschel bündelt durch ihre Trichterform die Schallwellen. Diese werden über den Gehörgang dem Mittelohr zugeleitet. Der Gehörgang wird durch das Trommelfell vom Mittelohr getrennt. Das Mittelohr liegt im Schläfenbein. Sein zentraler Raum ist die Paukenhöhle (Cavum tympani), in der die Gehörknöchelchen Hammer, Amboss und Steigbügel liegen. Sie übertragen die durch die Schallwellen hervorgerufenen Schwingungen des Trommelfells auf das Innenohr. Über die Ohrtrompete (Tuba Eustachii, Tuba auditiva) steht das Mittelohr mit dem Rachenraum in Verbindung, sodass Druckveränderungen im Mittelohr ausgeglichen werden können.
Das Innenohr besteht aus einem komplizierten Hohlraumsystem, dem knöchernen Labyrinth. Dieses setzt sich aus dem Vorhof und den Bogengängen mit Sinnesrezeptoren für das Gleichgewichtsorgan und der Schnecke mit den Sinnesrezeptoren für das Hörorgan zusammen.

Haut

Die Haut ist das größte Organ des Körpers. Sie übernimmt Schutz-, Sinnes-, Abwehr-, Stoffwechsel- und Regulationsfunktionen und besteht aus drei Schichten: Oberhaut, Lederhaut und Unterhaut.

Hautanhangsgebilde

Hautanhangsgebilde sind Haare, Drüsen und Nägel. Haare dienen zum Wärmeschutz und zur Tastempfindung. Man unterscheidet Haarschaft und die vom Haarfollikel umgebene Haarwurzel. Jedes Haar ist mit einer Talgdrüse assoziiert, die ein fettiges Sekret abgibt. Nervenfasern um die Haarwurzel registrieren Haarbewegungen.
Die Hautdrüsen werden in Schweißdrüsen, Talgdrüsen und Duftdrüsen unterteilt. Durch ihr Zusammenspiel entsteht der Säureschutzmantel der Haut. Nägel sind äußerst feste Hornplatten, die Finger und Zehen bedecken. Sie bieten einen mechanischen Schutz und ermöglichen feine Greifbewegungen.

II Die Leistung praktisch aller Sinnesorgane lässt mit dem Alter nach. Durch die Abnahme von Bindegewebe und subkutanem Fettgewebe wird die Lederhaut weniger durchblutet. Folglich werden vermehrt Falten gebildet und die Wundheilung ist verlangsamt. Aufgrund einer verminderten Talgdrüsenaktivität haben ältere Menschen auch häufig eine trockene Haut. Weiter sinkt im Alter die Beweglichkeit der Linse. Es kommt zur Alterssichtigkeit (Presbyopie). Die Zunahme der Reaktionszeit des Pupillenreflexes führt zu einer erhöhten Blendempfindlichkeit. Häufig macht sich auch ein Hörverlust insbesondere im Bereich der hohen Frequenzen bemerkbar. II

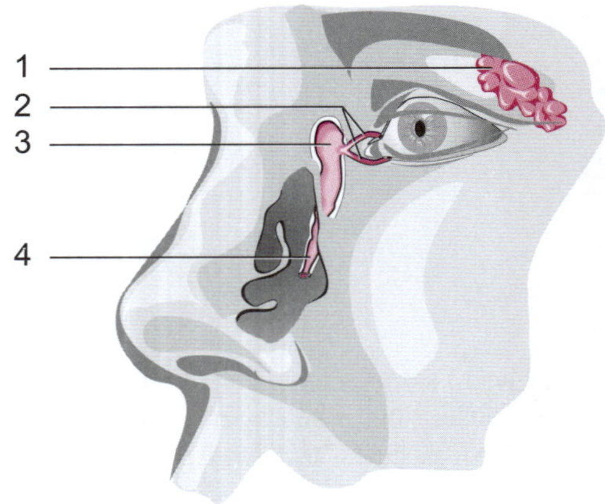

Abb. 11.1 Tränenapparat des Auges

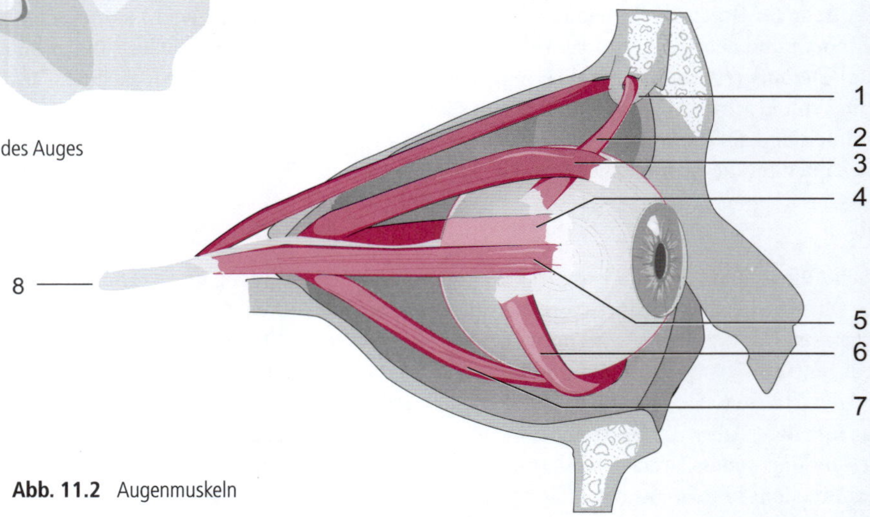

Abb. 11.2 Augenmuskeln

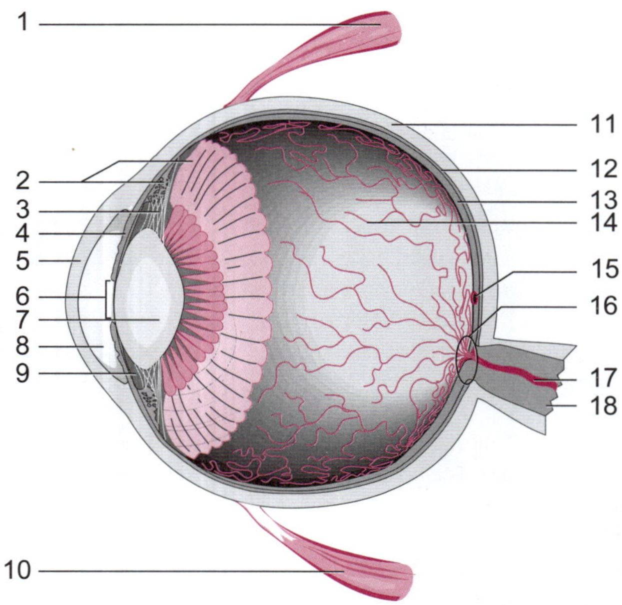

Abb. 11.3 Längsschnitt durch das Auge

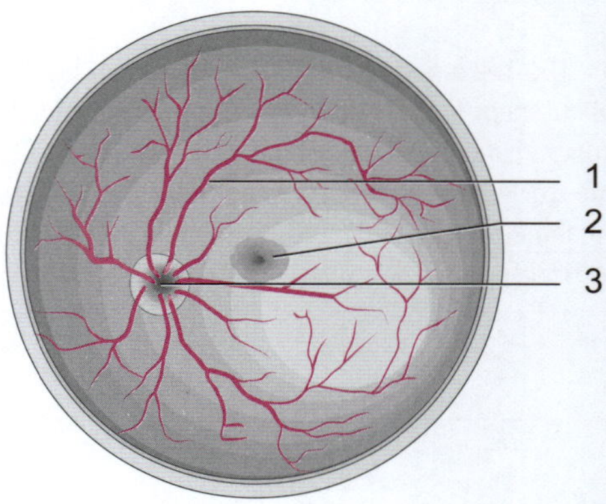

Abb. 11.4 Augenhintergrund

Nummer	Deutsche Bezeichnung	Fachbegriff
Tab. 11.1 Tränenapparat des Auges		
1		
2		
3		
4		
Tab. 11.2 Augenmuskeln		
1		
2		
3		
4		
5		
6		
7		
8		
Tab. 11.3 Längsschnitt durch das Auge		
1		
2		
3		
4		
5		
6		
7		
8		
9		
10		
11		
12		
13		
14		
15		
16		
17		
18		
Tab. 11.4 Augenhintergrund		
1		
2		
3		

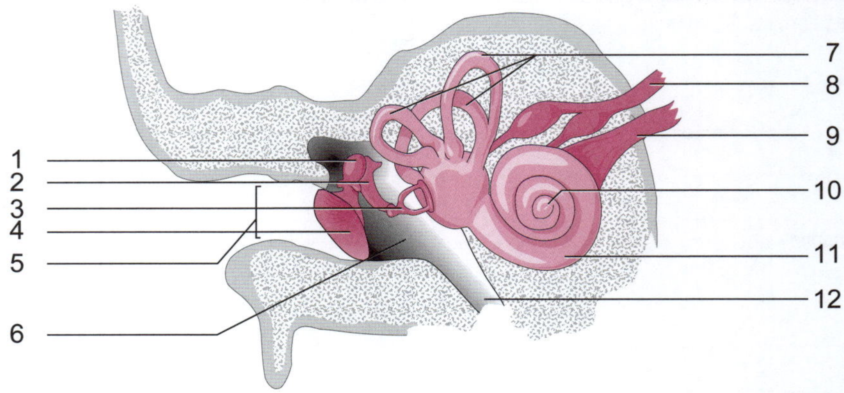

Abb. 11.5 Ohr

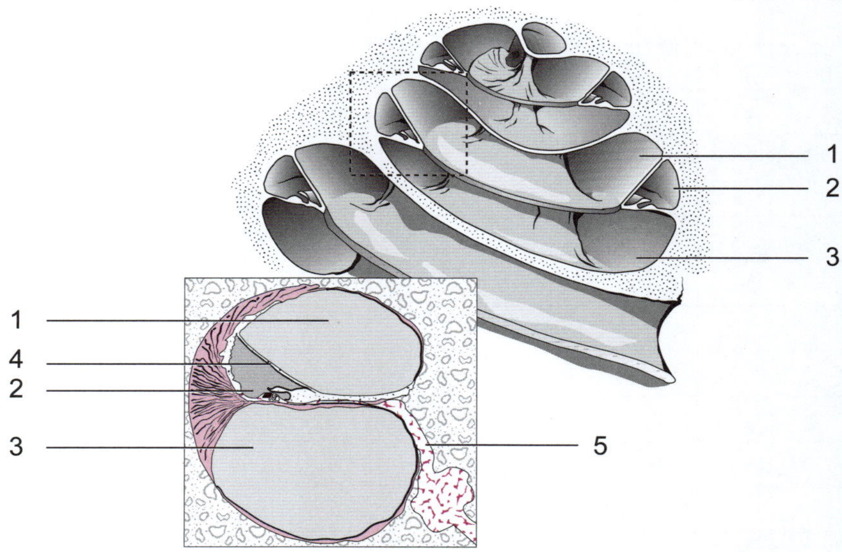

Abb. 11.6 Schnecke

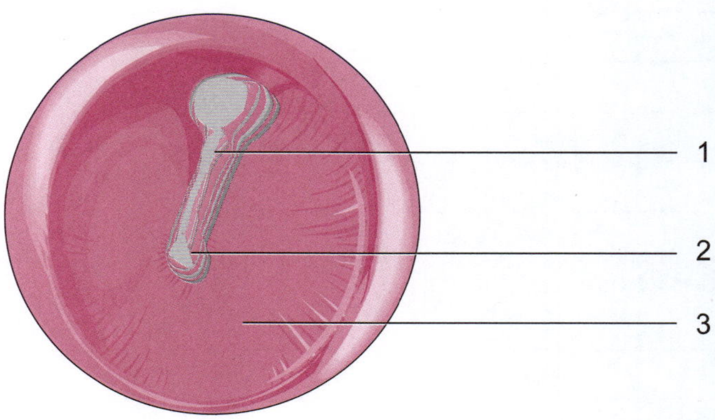

Abb. 11.7 Trommelfell

Nummer	Deutsche Bezeichnung	Fachbegriff
Tab. 11.5 Ohr		
1		
2		
3		
4		
5		
6		
7		
8		
9		
10		
11		
12		
Tab. 11.6 Schnecke		
1		
2		
3		
4		
5		
Tab. 11.7 Trommelfell		
1		
2		
3		

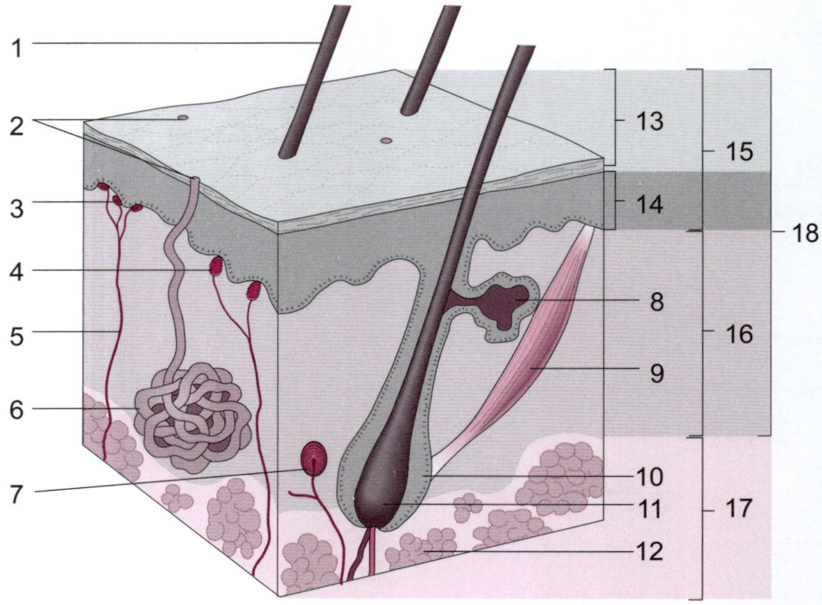

Abb. 11.8 Aufbau der Haut [L190]

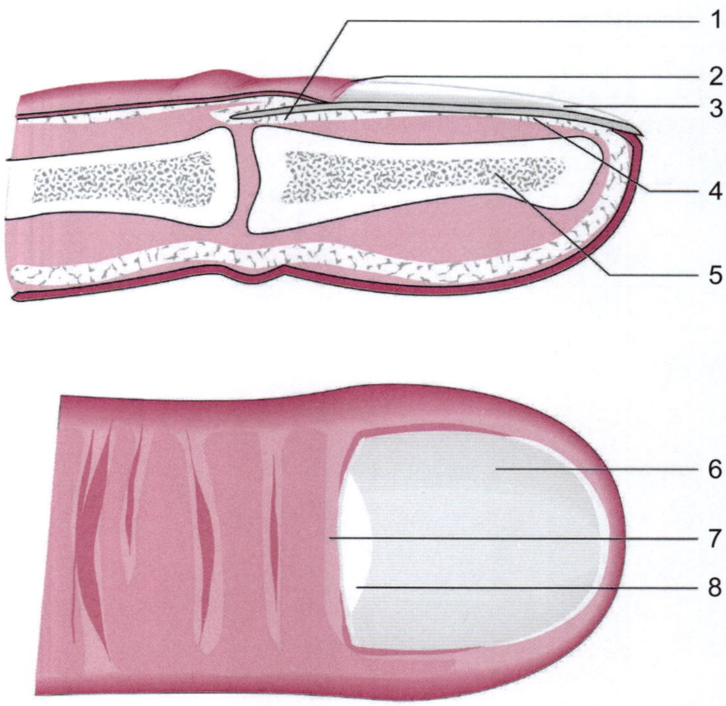

Abb. 11.9 Nagel in Längsschnitt und Aufsicht

Nummer	Deutsche Bezeichnung	Fachbegriff
Tab. 11.8 Aufbau der Haut		
1		
2		–
3		
4		
5		–
6		
7		
8		
9		
10		
11		
12		–
13		
14		
15		
16		
17		
18	–	
Tab. 11.9 Nagel im Längsschnitt und Aufsicht		
1		–
2		
3		–
4		–
5		
6		–
7		
8		

Aufgabe 11.1 Auge

Was entspricht dem gelben, was dem blinden Fleck im Auge?

____

____

Aufgabe 11.2 Ohr

Welche der folgenden Aussagen zum Hör- und Gleichgewichtssinn sind richtig?

a. Die Grenze zwischen äußerem Gehörgang und Mittelohr bildet das ovale Fenster.
b. Die Tuba auditiva verbindet die Paukenhöhle mit dem Innenohr.
c. Die Rezeptoren für das Registrieren von Drehbewegungen des Körpers befinden sich in der Schnecke.
d. Die Aufgabe der Gehörknöchelchen ist es, den Schall weiterzuleiten.
e. Zum Mittelohr gehören die Ohrtrompete und die Paukenhöhle mit den drei Gehörknöchelchen.

Aufgabe 11.3 Haut

Ergänzen Sie bitte die folgende Textpassage mit den unten stehenden Begriffen.

Die ______________ besteht aus ______________ und dient als eine Verbindungsschicht zwischen der Haut und tiefer gelegenen ______________. Sie enthält als ______________ reichlich Wasser bindende Proteoglykane. Dadurch entsteht der ______________ der Haut. Die ______________ ist ein ______________, ______________ ohne Blutgefäße. Sie ist je nach mechanischer Beanspruchung unterschiedlich dick.
______________ münden meist in einen ______________ und bestehen aus ______________.
______________, auch als ______________ klassifiziert, treten vor allem in der Achsel- und der Genitalregion auf.

Talgdrüsen, Spannungszustand, verhorntes Plattenepithel, lockerem Bindegewebe, Zwischenzellsubstanz, Oberhaut, mehrschichtiges, Drüsenläppchen, Duftdrüsen, apokrine Schweißdrüsen, Haartrichter, Unterhaut, Geweben

Aufgabe 11.4 Geschmackssinn

Welche Aussagen sind richtig?

a. Die Geschmacksknospen sind in das einschichtige verhornte Plattenepithel des Kopfdarms eingebaut.
b. Geschmackszellen sind sekundäre Sinneszellen mit einer Lebensdauer von nur ca. vier Wochen.
c. Die Rezeptoren für Geschmack sind in den Geschmacksknospen lokalisiert. Diese befinden sich vor allem in den Zungenpapillen.
d. Seröse Spüldrüsen in der Nähe der Geschmacksknospen spülen mit ihrem Speichel die Knospenöffnungen frei.
e. Geschmackszellen sind Chemorezeptoren. Ihre Mikrovilli sind der Rezeptorort für Geschmacksstoffe, die ein Rezeptorpotentzial erzeugen.

Aufgabe 11.5 Geruchssinn

Welche der folgenden Aussagen sind falsch?

a. Das eigentliche Riechorgan ist das Riechepithel der Regio olfactoria.
b. Die Regio olfactoria liegt oberhalb des Bulbus olfactorius in der Concha nasalis inferior.
c. Die geruchsempfindlichen Sinneszellen tragen an ihrem Ende Riechhärchen (Zilien) und sind von einer Schleimschicht bedeckt.
d. Die Rezeptoren für den Geruchssinn sind Chemorezeptoren.
e. Die Riechfelder nehmen beim Menschen im Vergleich zu vielen Säugetieren einen Großteil der Nasenschleimhaut ein.

Lösungen

Kapitel 1
Zell- und Gewebelehre

Tab. 1.1 Zelle

Nummer	Deutsche Bezeichnung	Fachbegriff
1	–	Microvilli
2	Zellgrundsubstanz	Zytoplasma
3	Dichte/feste Kontaktstelle	Tight junction *(englisch)*
4	–	Mitochondrium
5	Zellmembran	–
6	Interzellularspalt, Extrazellularraum	–
7	Raues endoplasmatisches Retikulum mit Ribosomen	–
8	Zellkern (mit DNA)	Nucleus
9	Kontaktstelle zwischen zwei Nachbarzellen	Gap junction *(englisch)*
10	Kernmembran	–
11	Kernpore	–
12	Golgi-Apparat	–
13	–	Lysosomen
14	Nachbarzelle	–
15	Glattes endoplasmatisches Retikulum	–
16	Kernkörperchen	Nucleolus
17	Zentralkörperchen	Zentriol
18	Basalmembran	–

Tab. 1.2 Mitose (Zellteilung)

Nummer	Deutsche Bezeichnung	Fachbegriff
1	–	Prophase
2	–	Metaphase
3	–	Anaphase
4	–	Telophase

Tab. 1.3 Meiose (Reifeteilung, Reduktionsteilung)

Nummer	Deutsche Bezeichnung	Fachbegriff
1	1. Reifeteilung	–
2	2. Reifeteilung	–

Tab. 1.4 Epithel 1

Nummer	Deutsche Bezeichnung	Fachbegriff
–	Einschichtiges Plattenepithel	–

Tab. 1.5 Epithel 2

Nummer	Deutsche Bezeichnung	Fachbegriff
–	Unverhorntes mehrschichtiges Plattenepithel	–

Tab. 1.6 Epithel 3

Nummer	Deutsche Bezeichnung	Fachbegriff
–	Verhorntes mehrschichtiges Plattenepithel	–

Tab. 1.7 Epithel 4

Nummer	Deutsche Bezeichnung	Fachbegriff
–	Kubisches (isoprismatisches) einschichtiges Epithel	–

Tab. 1.8 Epithel 5

Nummer	Deutsche Bezeichnung	Fachbegriff
–	Übergangsepithel	Urothel

Tab. 1.9 Epithel 6

Nummer	Deutsche Bezeichnung	Fachbegriff
–	Einschichtiges (hochprismatisches) Zylinderepithel	–

Tab. 1.10 Epithel 7

Nummer	Deutsche Bezeichnung	Fachbegriff
–	Respiratorisches Epithel (mehrreihiges Zylinderepithel mit Flimmerbesatz und eingelagerten Becherzellen)	–

Tab. 1.11 Endokrine Drüse

Nummer	Deutsche Bezeichnung	Fachbegriff
1	Endokrine Drüsenzelle	–
2	Blutkapillare	–

Tab. 1.12 Exokrine Drüse

Nummer	Deutsche Bezeichnung	Fachbegriff
1	Ausführungsgang der Drüse	–
2	Exokrine Drüsenzellen	–

Tab. 1.13 Bindegewebe

Nummer	Deutsche Bezeichnung	Fachbegriff
1	Bindegewebszelle	Fibrozyt
2	Elastische Faser	–
3	Kollagene Faser	–

Tab. 1.14 Fettgewebe

Nummer	Deutsche Bezeichnung	Fachbegriff
1	Fettzelle	Lipozyt
2	Zellkern	Nucleus

Tab. 1.15 Lamellenknochen

Nummer	Deutsche Bezeichnung	Fachbegriff
1	Knochenrinde	Compacta, Corti-kalis
2	Schwammknochen	Spongiosa
3	Havers System (Baueinheit des Knochens)	Osteon
4	Speziallamelle	Osteonlamelle
5	Knochenzellen	Osteozyten
6	Äußere Generallamelle	–
7	Knochenhaut	Periost
8	Volkmann-Kanal mit Blut-gefäß	Canalis perforantis
9	Havers-Kanal mit Blutgefäß	–
10	Markraum	Cavitas medullaris
11	Balken	Trabekel
12	Schaltlamelle	–

Tab. 1.16 Hyaliner Knorpel

Nummer	Deutsche Bezeichnung	Fachbegriff
1	Verband von Knorpelzellen	Chondron

Tab. 1.17 Faserknorpel

Nummer	Deutsche Bezeichnung	Fachbegriff
1	Knorpelzelle	Chondrozyt
2	Kollagene Fasern	–

Tab. 1.18 Quergestreifte Skelettmuskulatur

Nummer	Deutsche Bezeichnung	Fachbegriff
1	Muskelfaser	Myofibrille
2	Zellkern	Nucleus

Tab. 1.19 Quergestreifte Herzmuskulatur

Nummer	Deutsche Bezeichnung	Fachbegriff
1	Muskelzelle	Myozyt
2	Glanzstreifen	–
3	Zellkern	Nucleus

Tab. 1.20 Glatte Muskulatur

Nummer	Deutsche Bezeichnung	Fachbegriff
1	Muskelzelle	Myozyt
2	Zellkern	Nucleus

Tab. 1.21 Nervenzelle (Neuron)

Nummer	Deutsche Bezeichnung	Fachbegriff
1	Nissl-Schollen	–
2	Zellkern	Nucleus

Tab. 1.21 Nervenzelle (Neuron) *(Forts.)*

Nummer	Deutsche Bezeichnung	Fachbegriff
3	Zellkörper, Soma der Zelle	Perikaryon
4	Zellmembran	Plasmalemma
5	Nervenzellbaum	Dendrit
6	Kernkörperchen	Nucleolus
7	Nervenfaser	Neurit, Axon
8	Markscheide; Schwann-Zelle	Myelinscheide
9	Ranvier-Schnürring	–
10	Zellkern der Schwann-Zellen	–
11	Präsynaptisches End-knöpfchen	–
12	Synaptischer Spalt	–
13	Postsynaptische Membran	–

Aufgabe 1.1 Zellmembran

c, d

Aufgabe 1.2 Gewebearten

Epithelgewebe
Binde- und Stützgewebe
Muskelgewebe
Nervengewebe

Aufgabe 1.3 Knorpel

Das Knorpelgewebe lässt sich in drei Knorpelarten unterteilen. Der *elastische* Knorpel ist gelblich und biegsam. Er bildet vor allem den *Kehldeckel* und den *Ohrknorpel.*
Der *hyaline* Knorpel tritt unter anderem als Knorpelmodell des Skeletts vor der Verknöcherung auf. Er ist in *Gelenken* und in der Wand der *Atemwege* zu finden.
Der *Faserknorpel* bildet vor allem die *Bandscheiben* der Wirbelsäule, die *Schambeinfuge* und die *Menisken* des Kniegelenks.

Aufgabe 1.4 Bau- und Speicherfett

Baufett: Hat vor allem mechanische Aufgaben als Polster- und Füllgewebe, z.B. subkutan in Handteller und Fußsohle und im Bereich von Gesäß und Knie.
Speicherfett: Ist fast überall im Körper zu finden, in größeren Mengen subkutan in der Haut und im großen Netz. Es unterliegt einem ständigen Auf- und Abbau und dient als Energiespeicher. Gleichzeitig bildet Fett einen Kälteschutz.

Aufgabe 1.5 Muskelgewebe

Quergestreifte Muskulatur: aktive Muskulatur, willkürlich gesteuert, trainierbar, ermüdbar
Glatte Muskulatur: Organe, unwillkürlich gesteuert, nicht trainierbar, ausdauernd
Herzmuskulatur: Herz, unwillkürlich gesteuert, trainierbar, ausdauernd

Kapitel 2
Bewegungsapparat

Tab. 2.1 Schnittebenen von oben

Nummer	Deutsche Bezeichnung	Fachbegriff
1	Medianebene	–
2	Sagittalebene	–
3	Frontalebene	–
4	Transversalebene	–

Tab. 2.2 Schnittebenen von vorne

Nummer	Deutsche Bezeichnung	Fachbegriff
1	Frontalebene	–
2	Sagittalebene	–
3	Transversalebene	–

Tab. 2.3 Lage- und Richtungsbezeichnungen frontal

Nummer	Deutsche Bezeichnung	Fachbegriff
1	Kopfwärts	Kranial
2	Rechts	Dexter
3	Seitwärts	Lateral
4	Zur Mitte	Medial
5	Steißwärts	Kaudal
6	Links	Sinister
7	Zum Körper hin	Proximal
8	Vom Körper weg	Distal

Tab. 2.4 Lage- und Richtungsbezeichnungen seitlich

Nummer	Deutsche Bezeichnung	Fachbegriff
1	Bauchwärts	Ventral
2	Vorne	Anterior
3	Rückenwärts	Dorsal
4	Hinten	Posterior

Tab. 2.5 Gelenkarten

Nummer	Deutsche Bezeichnung	Fachbegriff
1	Kugelgelenk	–
2	Radgelenk	–
3	Scharniergelenk	–
4	Eigelenk	–
5	Sattelgelenk	–

Tab. 2.6 Bau eines Röhrenknochens

Nummer	Deutsche Bezeichnung	Fachbegriff
1	Wachstumsfuge	Epiphysenfuge
2	Schwammartige Knochensubstanz	Spongiosa
3	Knochenmarkhöhle	Cavitas medullaris
4	Kompakte Knochensubstanz	Compacta
5	Knochenhaut	Periost
6	Blutgefäß	–
7	Gelenkfläche, mit Gelenkknorpel überzogen	–
8	–	Epiphyse (proximal)
9	–	Diaphyse
10	–	Epiphyse (distal)

Tab. 2.7 Bau eines Gelenks (Beispiel Kniegelenk)

Nummer	Deutsche Bezeichnung	Fachbegriff
1	Vierköpfiger Oberschenkelmuskel	M. quadriceps femoris
2	Oberschenkelknochen	Femur
3	Fettkörper	Corpus adiposum
4	Kniescheibe	Patella
5	Seitenband	Ligamentum collaterale
6	Gelenkfläche mit Gelenkknorpel	Facies articularis
7	–	Meniscus articularis
8	Patellarsehne	Ligamentum patellae
9	Schienbein	Tibia
10	Wadenbein	Fibula

Tab. 2.8 Bau eines Gelenks (Beispiel Hüftgelenk)

Nummer	Deutsche Bezeichnung	Fachbegriff
1	Gelenkpfanne	–
2	Gelenkknorpel	–
3	Gelenkspalt	Spatium articulare
4	Gelenkkopf	–
5	Gelenkkapsel	Capsula articularis

Tab. 2.9 Motorische Endplatte

Nummer	Deutsche Bezeichnung	Fachbegriff
1	Nervenfaser (Axon der Nervenzelle)	Axon
2	–	Mitochondrium
3	Bläschen mit Überträgerstoff	Vesikel mit Neurotransmitter
4	Präsynaptisches Endknöpfchen	–
5	Überträgerstoff (z. B. Acetylcholin)	Neurotransmitter
6	Synaptischer Spalt	–
7	Postsynaptische Membran	–
8	Rezeptoren	–

Tab. 2.10 Myofibrille (kontrahierter Muskel)

Nummer	Deutsche Bezeichnung	Fachbegriff
1	–	Myosinfilament
2	–	Aktinfilament

Tab. 2.11 Myofibrille (erschlaffter Muskel)

Nummer	Deutsche Bezeichnung	Fachbegriff
1	–	Sarkomer (Teil einer Myofibrille)
2	H-Zone (nicht von Aktin überdecktes Myosinfilament)	–
3	Z-Streifen (Grenze eines Sarkomers)	–
4	–	Aktinfilament
5	A-Bande	Myosinfilament
6	H-Zone	–
7	–	Aktinfilament
8	–	Sarkomer (Teil einer Myofibrille)

Tab. 2.12 Muskelfaser

Nummer	Deutsche Bezeichnung	Fachbegriff
1	Zellmembran der Muskelfaserzelle	Sarkolemm
2	Zytoplasma der Muskelfaserzelle	Sarkoplasma
3	–	Sarkomer
4	Blutgefäß	–
5	–	Mitochondrium
6	–	Myofibrille
7	Zellkern	Nucleus
8	Z-Streifen (Grenze eines Sarkomers)	–
9	Muskelfaser (Bündel mehrerer Myofibrillen)	–

Tab. 2.13 Wirbelsäule

Nummer	Deutsche Bezeichnung	Fachbegriff
1	Träger, 1. Halswirbel	Atlas
2	Dreher, 2. Halswirbel	Axis
3	Halswirbel	Vertebrae cervicales
4	Brustwirbel	Vertebrae thoracales
5	Lendenwirbel	Vertebrae lumbales
6	Kreuzbein	Os sacrum
7	Steißbein	Os coccygis

Tab. 2.14 Atlas von oben

Nummer	Deutsche Bezeichnung	Fachbegriff
1	Vorderer Bogen des 1. Halswirbels	Arcus anterior
2	Obere Gelenkfläche	Facies articularis superior
3	Querfortsatzloch	Foramen transversum
4	Wirbelloch	Foramen vertebrale
5	Hinterer Bogen des 1. Halswirbels	Arcus posterior

Tab. 2.15 Axis von oben

Nummer	Deutsche Bezeichnung	Fachbegriff
1	Zahnfortsatz des 2. Halswirbels	Dens axis
2	Obere Gelenkfläche	Facies articularis superior
3	Dornfortsatz	Processus spinosus

Tab. 2.16 Wirbelkörpersegment

Nummer	Deutsche Bezeichnung	Fachbegriff
1	Zwischenwirbelloch	Foramen intervertebrale
2	Bandscheibe	Discus intervertebralis

Tab. 2.17 Lendenwirbelkörper von oben

Nummer	Deutsche Bezeichnung	Fachbegriff
1	Wirbelkörper	Corpus vertebrae
2	Wirbelbogen	Arcus vertebrae
3	Wirbelloch	Foramen vertebrale
4	Rippenfortsatz	Processus costalis
5	Obere Gelenkfläche	Facies articularis superior
6	Rest des Querfortsatzes	Processus (transversus) accessorius
7	Dornfortsatz	Processus spinosus

Tab. 2.18 Lendenwirbelkörper von der Seite

Nummer	Deutsche Bezeichnung	Fachbegriff
1	Dornfortsatz	Processus spinosus
2	Wirbelkörper	Corpus vertebrae
3	Seitliche Gelenkfläche	Facies articularis lateralis

Tab. 2.19 Knöcherner Brustkorb

Nummer	Deutsche Bezeichnung	Fachbegriff
1	Schlüsselbein	Clavicula
2	Brustbeinhandgriff	Manubrium sterni
3	Schulterdach	Acromion
4	Rabenschnabelfortsatz	Processus coracoideus
5	Gelenkfläche des Oberarms	–
6	Brustbeinkörper	Corpus sterni
7	Schwertfortsatz	Processus xiphoideus
8	Rippen	Costae
9	Rippenbogen Rippenknorpel	Arcus costalis Cartilago costalis
10	Bandscheibe	Discus intervetebralis
11	Wirbelkörper	Corpus vertebrae
12	11. Rippe	Costa XI
13	12. Rippe	Costa XII

Tab. 2.20 Rippenzwischenraum (von innen)

Nummer	Deutsche Bezeichnung	Fachbegriff
1	Rippe	Costa
2	Zwischenrippenvene, Interkostalvene	V. intercostalis
3	Zwischenrippenarterie, Interkostalarterie	A. intercostalis
4	Zwischenrippennerv, Interkostalnerv	N. intercostalis
5	Innere Zwischenrippenmuskeln	Mm. intercostales interni
6	Äußere Zwischenrippenmuskeln	Mm. intercostales externi
7	Rippe	Costa

Tab. 2.21 Arm, Schultergürtel und Handskelett

Nummer	Deutsche Bezeichnung	Fachbegriff
1	Schulterdach	Acromion
2	Obere Schulterblattgrube	Fossa supraspinata
3	Schulterblattgräte	Spina scapulae
4	Untere Schulterblattgrube	Fossa infraspinata
5	Hintere Schulterblattfläche	Facies dorsalis
6	Schultergelenkpfanne	Cavitas glenoidalis
7	Oberarmkopf	Caput humeri
8	Schlüsselbein	Clavicula
9	Schulterblatt	Scapula
10	Oberarmknochen	Humerus
11	Mittlerer Knochenvorsprung	Epicondylus medialis
12	Äußerer Knochenvorsprung	Epicondylus lateralis
13	Oberarmköpfchen	Capitulum humeri

Tab. 2.21 Arm, Schultergürtel und Handskelett *(Forts.)*

Nummer	Deutsche Bezeichnung	Fachbegriff
14	Oberarmrolle	Trochlea humeri
15	Speichenkopf	Caput radii
16	Speiche	Radius
17	Elle	Ulna
18	Griffelfortsatz der Elle	Processus styloideus ulnae
19	Speichengriffelfortsatz	Processus styloideus radii
20	Handwurzel	Carpus
21	Mittelhand	Metacarpus
22	Fingerglieder	Phalangen
23	Obergrätenmuskel	M. supraspinatus
24	Rabenschnabelfortsatz	Processus coracoideus
25	Sehne des langen Kopfes des M. biceps	–
26	Sehne des kurzen Kopfes des M. biceps	–
27	Dreieckiger Schultermuskel	M. deltoideus
28	Großes Vieleckbein	Os trapezium
29	Kahnbein	Os scaphoideum
30	Mondbein	Os lunatum
31	Dreiecksbein	Os triquetrum
32	Erbsenbein	Os pisiforme
33	Hakenbein	Os hamatum
34	Kopfbein	Os capitatum
35	Kleines Vieleckbein	Os trapezoideum
36	Mittelhandknochen	Os metacarpale
37	Fingergrundglied, Grundphalanx	Phalanx proximalis
38	Fingermittelglied, Mittelphalanx	Phalanx media
39	Fingerendglied, Endphalanx	Phalanx distalis

Tab. 2.22 Hüftbein (Os coxae), links, Ansicht von lateral

Nummer	Deutsche Bezeichnung	Fachbegriff
1	Vorderer oberer Darmbeinstachel	Spina iliaca anterior superior
2	Vorderer unterer Darmbeinstachel	Spina iliaca anterior inferior
3	Hüftgelenkspfanne	Acetabulum
4	Schambein	Os pubis
5	Darmbeinkamm	Crista iliaca
6	Hinterer oberer Darmbeinstachel	Spina iliaca posterior superior
7	Hinterer unterer Darmbeinstachel	Spina iliaca posterior inferior
8	Darmbeinschaufel	Ala ossis ilii
9	Darmbeinkörper	Corpus ossis ilii

Tab. 2.22 Hüftbein (Os coxae), links, Ansicht von lateral *(Forts.)*

Nummer	Deutsche Bezeichnung	Fachbegriff
10	Sitzbeinstachel	Spina ischiadica
11	Sitzbein	Os ischii
12	Hüftloch	Foramen obturatorium
13	Sitzbeinhöcker	Tuber ischiadicum

Tab. 2.23 Becken und Beckenmaße

Nummer	Deutsche Bezeichnung	Fachbegriff
1	Darmbeinkamm	Crista iliaca
2	Darmbeinschaufel	Ala ossis ilii
3	Kreuzbein-Darmbein-Gelenk, Iliosakralgelenk	Articulatio sacroiliaca
4	Vorderer oberer Darmbeinstachel	Spina iliaca anterior superior
5	Kreuzbein	Os sacrum
6	Hüftgelenkspfanne	Acetabulum
7	Steißbein	Os coccygis
8	Schambein	Os pubis
9	Hüftloch	Foramen obturatum
10	Schambeinfuge	Symphyse
11	Sitzbeinhöcker	Tuber ischiadicum
12	Darmbeinkamm-Durchmesser	Distantia intercristalis
13	Darmbeinstachel-Durchmesser	Distantia interspinosa
14	1. schräger Beckendurchmesser	Diameter obliqua I
15	Querer Beckendurchmesser	Diameter transversa
16	Beckeneingangsdurchmesser	Conjugata vera

Tab. 2.24 Skelett des Beines

Nummer	Deutsche Bezeichnung	Fachbegriff
1	Darmbeinschaufel	Ala ossis ilii
2	Darmbeinkamm	Crista iliaca
3	Vorderer oberer Darmbeinstachel	Spina iliaca anterior superior
4	Kreuzbein	Os sacrum
5	Steißbein	Os coccygis
6	Oberschenkelkopf	Caput femoris
7	Oberschenkelhals	Collum femoris
8	Großer Rollhügel	Trochanter major
9	Schambein	Os pubis
10	Kleiner Rollhügel	Trochanter minor
11	Sitzbein	Os ischii
12	Oberschenkelknochen	Femur

Tab. 2.24 Skelett des Beines *(Forts.)*

Nummer	Deutsche Bezeichnung	Fachbegriff
13	Kniescheibe	Patella
14	Seitlicher Knochenvorsprung	Epicondylus lateralis
15	Innerer Knochenvorsprung	Epicondylus medialis
16	Äußerer Gelenkhöcker	Condylus lateralis tibiae
17	Innerer Gelenkhöcker	Condylus medialis tibiae
18	Wadenbeinköpfchen	Caput fibulae
19	Wadenbein	Fibula
20	Schienbein	Tibia
21	Innerer Knöchel, Schienbeinknöchel	Malleolus medialis
22	Äußerer Knöchel, Wadenbeinknöchel	Malleolus lateralis

Tab. 2.25 Fußskelett

Nummer	Deutsche Bezeichnung	Fachbegriff
1	Schienbein	Tibia
2	Wadenbein	Fibula
3	Äußerer Knöchel, Wadenbeinknöchel	Malleolus lateralis
4	Sprungbein	Talus
5	Kahnbein	Os naviculare
6	Keilbeine	Ossa cuneiformia
7	Zehenknochen	Ossa digitorum pedis
8	Mittelfuß	Metatarsus
9	Würfelbein	Os cuboideum
10	Fersenbein	Calcaneus

Tab. 2.26 Linkes Kniegelenk: Menisci und Bänder von oben

Nummer	Deutsche Bezeichnung	Fachbegriff
1	Patellarsehne, Kniescheibenband	Ligamentum patellae
2	Vorderes Kreuzband	Ligamentum cruciatum anterius
3	Knie-Außenband	Ligamentum collaterale fibulare
4	Außenmeniskus, lateraler Meniskus	Meniscus lateralis
5	Innenmeniskus, medialer Meniskus	Meniscus medialis
6	Knie-Innenband	Ligamentum collaterale tibiale
7	Hinteres Kreuzband	Ligamentum cruciatum posterius

Tab. 2.27 Rechtes Kniegelenk von vorne

Nummer	Deutsche Bezeichnung	Fachbegriff
1	Oberschenkelknochen	Femur
2	Schienbein	Tibia
3	Hinteres Kreuzband	Ligamentum cruciatum posterius
4	Innenminiskus, medialer Meniskus	Meniscus medialis
5	Knie-Innenband	Ligamentum collaterale tibiale
6	Vorderes Kreuzband	Ligamentum cruciatum anterius
7	Außenmeniskus, lateraler Meniskus	Meniscus lateralis
8	Knie-Außenband	Ligamentum collaterale fibulare
9	Wadenbein	Fibula

Tab. 2.28 Schädel seitlich

Nummer	Deutsche Bezeichnung	Fachbegriff
1	Scheitelbein	Os parietale
2	Kranznaht	Sutura coronalis
3	Stirnbein	Os frontale
4	Keilbein	Os sphenoidale
5	Nasenbein	Os nasale
6	Tränenbein	Os lacrimale
7	Jochbein	Os zygomaticum
8	Oberkiefer	Maxilla
9	Zähne	Dentes
10	Unterkiefer	Mandibula
11	Griffelfortsatz	Processus styloideus
12	Äußerer Gehörgang	Meatus acusticus externus
13	Warzenfortsatz	Processus mastoideus
14	Schuppennaht	Sutura squamosa
15	Lambdanaht	Sutura lambdoidea
16	Schläfenbein	Os temporale
17	Hinterhauptsbein	Os occipitale

Tab. 2.29 Kinderschädel seitlich

Nummer	Deutsche Bezeichnung	Fachbegriff
1	Pfeilnaht	Sutura sagittalis
2	Vordere Fontanelle	Fonticulus anterior
3	Vordere Seitenfontanelle	Fonticulus lateralis anterior
4	Hintere Seitenfontanelle	Fonticulus lateralis posterior

Tab. 2.30 Kinderschädel sagittal

Nummer	Deutsche Bezeichnung	Fachbegriff
1	Stirnhöhle	Sinus frontalis
2	Knöcherne Nasenscheidewand	Septum nasi osseum
3	Keilbeinhöhle	Sinus sphenoidalis
4	Oberkiefer	Maxilla

Tab. 2.31 Innere Schädelbasis

Nummer	Deutsche Bezeichnung	Fachbegriff
1	Stirnhöhle	Sinus frontalis
2	Stirnbein	Os frontale
3	Siebbeinplatte	Lamina cribrosa
4	Keilbein	Os sphenoidale
5	Türkensattel	Sella turcica
6	Ovales Loch	Foramen ovale
7	Schläfenbein	Os temporale
8	Jugularvenenloch	Foramen jugulare
9	Großes Hinterhauptsloch	Foramen magnum
10	Hinterhauptsbein	Os occipitale
11	Vordere Schädelgrube	Fossa cranii anterior
12	Mittlere Schädelgrube	Fossa cranii media
13	Hintere Schädelgrube	Fossa cranii posterior

Tab. 2.32 Kopfmuskulatur von der Seite

Nummer	Deutsche Bezeichnung	Fachbegriff
1	Sehnenhaube	Galea aponeurotica
2	Schläfenmuskel	M. temporalis
3	Augenringmuskel	M. orbicularis oculi
4	Kaumuskel	M. masseter
5	Kopfwendemuskel	M. sternocleidomastoideus
6	Brustbein-Zungenbein-Muskel	M. sternohyoideus
7	Trapezmuskel	M. trapezius

Tab. 2.33 Kopfmuskulatur von vorne

Nummer	Deutsche Bezeichnung	Fachbegriff
1	Stirnmuskel	M. frontalis
2	Augenringmuskel	M. orbicularis oculi
3	Mimische Gesichtsmuskulatur	–
4	Mundringmuskel, Mundschließmuskel	M. orbicularis oris
5	Schulter-Zungenbein-Muskel	M. omohyoideus
6	Kopfwendemuskel	M. sternocleidomastoideus
7	Trapezmuskel	M. trapezius
8	Brustbein-Zungenbein-Muskel	M. sternohyoideus

Tab. 2.34 Brustmuskulatur

Nummer	Deutsche Bezeichnung	Fachbegriff
1	Deltamuskel	M. deltoideus
2	Großer Brustmuskel	M. pectoralis major
3	Vorderer Sägemuskel	M. serratus anterior
4	Sehnenplatte	Aponeurose

Tab. 2.35 Muskulatur des Armes von hinten

Nummer	Deutsche Bezeichnung	Fachbegriff
1	Dreiköpfiger Oberarmstrecker	M. triceps brachii
2	Unterarmstrecker	Extensoren
3	Halteband	Retinaculum

Tab. 2.36 Muskulatur des Armes von vorne

Nummer	Deutsche Bezeichnung	Fachbegriff
1	Zweiköpfiger Oberarmmuskel, langer Kopf	M. biceps brachii, caput longum
2	Zweiköpfiger Oberarmmuskel, kurzer Kopf	M. biceps brachii, caput breve
3	Unterarmbeuger	Flexoren
4	Halteband	Retinaculum

Tab. 2.37 Tiefe Rückenmuskulatur

Nummer	Deutsche Bezeichnung	Fachbegriff
1	Schulterblattheber	M. levator scapulae
2	Hinterer oberer Sägemuskel	M. serratus posterior superior
3	Rhombenmuskel	M. rhomboideus
4	Wirbelsäulenaufrichter	M. erector spinae
5	Hinterer unterer Sägemuskel	M. serratus posterior inferior

Tab. 2.38 Oberflächliche Rückenmuskulatur

Nummer	Deutsche Bezeichnung	Fachbegriff
1	Trapezmuskel	M. trapezius
2	Deltamuskel	M. deltoideus
3	Breiter Rückenmuskel	M. latissimus dorsi

Tab. 2.39 Tiefe Brust- und Bauchmuskulatur

Nummer	Deutsche Bezeichnung	Fachbegriff
1	Kleiner Brustmuskel	M. pectoralis minor
2	Vorderer Sägemuskel	M. serratus anterior
3	Gerader Bauchmuskel	M. rectus abdominis
4	Zwischensehnen	–
5	Schräger Bauchmuskel	M. obliquus abdominis
6	Weiße Linie	Linea alba

Tab. 2.40 Seitliche Rumpfmuskulatur

Nummer	Deutsche Bezeichnung	Fachbegriff
1	Deltamuskel	M. deltoideus
2	Großer Brustmuskel	M. pectoralis major
3	Breiter Rückenmuskel	M. latissimus dorsi
4	Vorderer Sägemuskel	M. serratus anterior

Tab. 2.41 Beinmuskulatur von vorne I

Nummer	Deutsche Bezeichnung	Fachbegriff
1	Sehnenspanner	M. tensor fasciae latae
2	Gerader Schenkelmuskel	M. rectus femoris (Teil des M. quadriceps femoris)
3	Schlanker Muskel	M. gracilis
4	Schneidermuskel	M. sartorius
5	Äußerer Schenkelmuskel	M. vastus lateralis (Teil des M. quadriceps femoris)
6	Innerer Schenkelmuskel	M. vastus medialis (Teil des M. quadriceps femoris)
7	Kniescheibe	Patella
8	Patellarsehne, Kniescheibensehne	Ligamentum patellae
9	Vorderer Schienbeinmuskel	M. tibialis anterior
10	Langer Wadenbeinmuskel	M. fibularis (peroneus) longus

Tab. 2.42 Beinmuskulatur von vorne II

Nummer	Deutsche Bezeichnung	Fachbegriff
1	Beinanziehergruppe	Adduktoren
2	Schneidermuskel	M. sartorius
3	Innerer Schenkelmuskel	M. vastus medialis (Teil des M. quadriceps femoris)
4	Kniescheibe	Patella
5	Patellarsehne, Kniescheibensehne	Ligamentum patellae
6	Langer Zehenstrecker	M. extensor digitorum longus

Tab. 2.43 Beinmuskulatur von hinten

Nummer	Deutsche Bezeichnung	Fachbegriff
1	Sehnenspanner	M. tensor fasciae latae
2	Großer Gesäßmuskel	M. gluteus maximus
3	Halbsehnenmuskel	M. semitendinosus
4	Zweiköpfiger Oberschenkelmuskel	M. biceps femoris
5	Zwillingswadenmuskel	M. gastrognemius
6	Achillessehne	Tendo calcaneus

Tab. 2.44 Beinmuskulatur von der Seite

Nummer	Deutsche Bezeichnung	Fachbegriff
1	Großer Gesäßmuskel	M. gluteus maximus
2	Sehnenspanner	M. tensor fasciae latae
3	Äußerer Schenkelmuskel	M. vastus lateralis, (Teil des M. quadriceps femoris)
4	Zweiköpfiger Oberschenkelmuskel	M. biceps femoris
5	Zwillingswadenmuskel	M. gastrognemius
6	Vorderer Schienbeinmuskel	M. tibialis anterior
7	Langer Zehenstrecker	M. extensor digitorum longus
8	Langer Fußbeuger	M. peroneus longus

Aufgabe 2.1 Beckengürtel
b, d

Aufgabe 2.2 Schädelnähte
Scheitelnaht; Lokalisation: Längsnaht zwischen linkem und rechtem Scheitelbein
Kranznaht; Lokalisation: Quernaht zwischen Scheitelbeinen und Stirnbein
Lamdanaht; Lokalisation: Quernaht zwischen Scheitelbeinen und Hinterhauptbein

Aufgabe 2.3 Skeletmuskeln
Jeder *Skelettmuskel* setzt sich aus einer unterschiedlichen Anzahl an *Muskelfasern* zusammen. Diese werden von *Bindegewebehüllen* zusammengehalten und bilden dadurch einzelne *Bündel.* Der gesamte Muskel ist außen von einer *straffen, kollagenfaserigen Bindegewebehülle* umgeben, die auch *Muskelfaszie* genannt wird. Sie dient zum *Schutz* und *Zusammenhalt* des Muskels.
Die Teilspannung eines Muskels in Ruhe wird als *Muskeltonus* bezeichnet. Nur ein Teil der Muskelfasern ist dabei *kontrahiert.*

Aufgabe 2.4 Rückenmuskeln (oberflächliche Muskelgruppen)
M. latissimus dorsi
M. trapezius
M. deltoideus

Aufgabe 2.5 Beckenmaße
Darmbeinkamm-Durchmesser (Distantia intercristalis)
Darmbeinstachel-Durchmesser (Distantia interspinosa)
1. schräger Beckendurchmesser (Diameter obliqua I)
Querer Beckendurchmesser (Diameter transversa)
Beckeneingangsdurchmesser (Conjugata vera)

Kapitel 3
Herz-Kreislauf-System

Tab. 3.1 Lage des Herzens von vorne

Nummer	Deutsche Bezeichnung	Fachbegriff
1	Rechte gemeinsame Kopfarterie	A. carotis communis dextra
2	Rechte Schlüsselbeinarterie	A. subclavia dextra
3	Kopf-Arm-Arterien-Stamm	Truncus brachiocephalicus
4	Obere Hohlvene	V. cava superior
5	Aufsteigende Hauptschlagader	Aorta ascendens
6	Rechte Herzkranzarterie	A. coronaria dextra
7	Zwerchfell	Diaphragma
8	Linke gemeinsame Kopfarterie	A. carotis communis sinistra
9	1. Rippe	Costa I
10	2. Rippe	Costa II
11	Linke Schlüsselbeinarterie	A. subclavia sinistra
12	Aortenbogen	Arcus aortae
13	Lungenarterien	Aa. pulmonales
14	Linke Herzkranzarterie	A. coronaria sinistra
15	Bauchschlagader	Aorta abdominalis

Tab. 3.2 Lage des Herzens im knöchernen Thorax

Nummer	Deutsche Bezeichnung	Fachbegriff
1	Brustbein	Sternum
2	Herz	Cor
3	Untere Hohlvene	V. cava inferior
4	Zwerchfell	Diaphragma
5	Bauchschlagader	Aorta abdominalis
6	Lendenwirbel	Vertebra lumbalis

Tab. 3.3 Lage von Herz und Aorta

Nummer	Deutsche Bezeichnung	Fachbegriff
1	Rechte gemeinsame Kopfarterie	A. carotis communis dextra
2	Rechte Schlüsselbeinarterie	A. subclavia dextra
3	Kopf-Arm-Arterien-Stamm	Truncus brachiocephalicus
4	Aufsteigende Hauptschlagader	Aorta ascendens
5	Rechte Herzkranzarterie	A. coronaria dextra
6	Bauchhöhlenstamm	Truncus coeliacus
7	Obere Eingeweidearterie	A. mesenterica superior
8	Untere Eingeweidearterie	A. mesenterica inferior

Tab. 3.3 Lage von Herz und Aorta *(Forts.)*

Nummer	Deutsche Bezeichnung	Fachbegriff
9	Rechte gemeinsame Hüftarterie	A. iliaca communis dextra
10	Rechte innere Hüftarterie	A. iliaca interna dextra
11	Rechte äußere Hüftarterie	A. iliaca externa dextra
12	1. Rippe	Costa I
13	Linke gemeinsame Kopfarterie	A. carotis communis sinistra
14	2. Rippe	Costa II
15	Linke Schlüsselbeinarterie	A. subclavia sinistra
16	Aortenbogen	Arcus aortae
17	Linke Lungenarterie	A. pulmonalis sinistra
18	Brustschlagader	Aorta thoracica
19	Linke Herzkranzarterie	A. coronaria sinistra
20	Zwerchfell	Diaphragma
21	Bauchschlagader	Aorta abdominalis
22	Linke Nierenarterie	A. renalis sinistra

Tab. 3.4 Herz von vorne

Nummer	Deutsche Bezeichnung	Fachbegriff
1	Kopf-Arm-Arterien-Stamm	Truncus brachiocephalicus
2	Hauptschlagader	Aorta
3	Obere Hohlvene	V. cava superior
4	Rechte Herzkranzarterie	A. coronaria dextra
5	Linke gemeinsame Kopfarterie	A. carotis communis sinistra
6	Linke Schlüsselbeinarterie	A. subclavia sinistra
7	Linke Lungenarterie	A. pulmonalis sinistra
8	Lungenarterienstamm	Truncus pulmonalis
9	Linker Vorhof	Atrium sinistrum
10	Linke Herzkranzarterie	A. coronaria sinistra
11	Ast der linken Herzkranzarterie	Ramus interventricularis anterior
12	Herzwandvene	V. cordis
13	Linke Kammer	Ventriculus sinister
14	Rechte Kammer	Ventriculus dexter

Tab. 3.5 Herz von hinten

Nummer	Deutsche Bezeichnung	Fachbegriff
1	Linke gemeinsame Kopfarterie	A. carotis communis sinistra
2	Linke Schlüsselbeinarterie	A. subclavia sinistra
3	Hauptschlagader	Aorta
4	Linke Lungenarterie	A. pulmonalis sinistra
5	Linker Vorhof	Atrium sinistrum
6	Linke Lungenvenen	Vv. pulmonales sinistrae
7	Herzkranzbucht	Sinus coronarius
8	Linke Kammer	Ventriculus sinister
9	Kopf-Arm-Arterien-Stamm	Truncus brachiocephalicus
10	Obere Hohlvene	V. cava superior
11	Rechte Lungenarterie	A. pulmonalis dextra
12	Rechte Lungenvenen	Vv. pulmonales dextrae
13	Untere Hohlvene	V. cava inferior
14	Rechter Vorhof	Atrium dextrum

Tab. 3.6 Herzklappen von oben

Nummer	Deutsche Bezeichnung	Fachbegriff
1	Trikuspidalklappe, dreizipflige Segelklappe	Valva tricuspidalis
2	Aortenklappe	Valva aortae
3	Rechte Herzkranzarterie	A. coronaria dextra
4	Lungenarterienklappe, Pulmonalklappe	Valva trunci pulmonalis
5	Mitralklappe, zweizipflige Segelklappe	Valva mitralis
6	Umbiegender Ast der linken Herzkranzarterie	Ramus circumflexus
7	Linke Herzkranzarterie	A. coronaria sinistra
8	Vorderer Zwischenkammerast der linken Herzkranzarterie	Ramus interventricularis anterior

Tab. 3.7 Herzschnitt längs

Nummer	Deutsche Bezeichnung	Fachbegriff
1	Kopf-Arm-Arterien-Stamm	Truncus brachiocephalicus
2	Obere Hohlvene	V. cava superior
3	Hauptschlagader	Aorta
4	Rechter Vorhof	Atrium dextrum
5	Trikuspidalklappe, dreizipflige Segelklappe	Valva tricuspidalis
6	Rechte Kammer	Ventriculus dexter
7	Papillarmuskel	M. papillaris
8	Linke gemeinsame Kopfarterie	A. carotis communis sinistra
9	Linke Schlüsselbeinarterie	A. subclavia sinistra
10	Linke Lungenarterie	A. pulmonalis sinistra
11	Lungenarterienstamm	Truncus pulmonalis
12	Linker Vorhof	Atrium sinistrum
13	Mitralklappe, zweizipflige Segelklappe	Valva mitralis
14	Lungenarterienklappe, Pulmonalklappe	Valva trunci pulmonalis
15	Linke Kammer	Ventriculus sinister

Tab. 3.7 Herzschnitt längs *(Forts.)*

Nummer	Deutsche Bezeichnung	Fachbegriff
16	Kammerscheidewand	Septum interventriculare
17	Papillarmuskel	M. papillaris
18	Herzspitze	Apex cordis

Tab. 3.8 Erregungsleitungssystem des Herzens

Nummer	Deutsche Bezeichnung	Fachbegriff
1	Linke gemeinsame Kopfarterie	A. carotis communis sinistra
2	Kopf-Arm-Arterien-Stamm	Truncus brachiocephalicus
3	Hauptschlagader	Aorta
4	Obere Hohlvene	V. cava superior
5	Sinusknoten	Nodus sinuatrialis
6	Rechter Vorhof	Atrium dextrum
7	Atrioventrikularknoten (AV-Knoten)	Nodus atrioventrikularis
8	Segel der Trikuspidalklappe	Cuspis
9	Rechte Kammer	Ventriculus dexter
10	Linke Schlüsselbeinarterie	A. subclavia sinistra
11	Lungenarterienstamm	Truncus pulmonalis
12	Linker Vorhof	Atrium sinistrum
13	His-Bündel	Fasciculus atrioventricularis
14	Linker Kammerschenkel, Tawara-Schenkel	–
15	Purkinje-Fasern, Endaufzweigung der Kammerschenkel	Rami subendokardiales
16	Rechter Kammerschenkel, Tawara-Schenkel	–
17	Linke Kammer	Ventriculus sinister

Tab. 3.9 Elektrokardiogramm (EKG)

Nummer	Deutsche Bezeichnung	Fachbegriff
1	P-Welle	–
2	Q-Zacke	–
3	R-Zacke	–
4	S-Zacke	–
5	T-Welle	–
6	ST-Strecke	–
7	QRS-Komplex	–
8	PQ-Strecke	–

Tab. 3.10 Arterielles Gefäßsystem

Nummer	Deutsche Bezeichnung	Fachbegriff
1	Rechte äußere Kopfarterie	A. carotis externa dextra
2	Rechte innere Kopfarterie	A. carotis interna dextra
3	Rechte gemeinsame Kopfarterie	A. carotis communis dextra
4	Rechte Schlüsselbeinarterie	A. subclavia dextra
5	Kopf-Arm-Arterien-Stamm	Truncus brachiocephalicus
6	Hauptschlagader	Aorta
7	Rechte Achselarterie	A. axillaris dextra
8	Rechte Oberarmarterie	A. brachialis dextra
9	Obere Bauchhöhlenarterie	Truncus coeliacus
10	Rechte Nierenarterie	A. renalis dextra
11	Untere Eingeweidearterie	A. mesenterica inferior
12	Rechte Speichenarterie	A. radialis dextra
13	Rechte Ellenarterie	A. ulnaris dextra
14	Rechte Oberschenkelarterie	A. femoralis dextra
15	Rechte Kniekehlenarterie	A. poplitea dextra
16	Rechte vordere Schienbeinarterie	A. tibialis anterior dextra
17	Rechte hintere Schienbeinarterie	A. tibialis posterior dextra
18	Rechte Fußrückenarterie	A. dorsalis pedis dextra
19	Herzkranzarterien, Koronararterien	Aa. coronariae
20	Obere Eingeweidearterie	A. mesenterica superior
21	Linke gemeinsame Hüftarterie	A. iliaca communis sinistra
22	Linke innere Hüftarterie	A. illiaca interna sinistra
23	Linke äußere Hüftarterie	A. illiaca externa sinistra

Tab. 3.11 Venöses Gefäßsystem

Nummer	Deutsche Bezeichnung	Fachbegriff
1	Rechte äußere Drosselvene	V. jugularis externa dextra
2	Rechte innere Drosselvene	V. jugularis interna dextra
3	Obere Hohlvene	V. axillaris dextra
4	Rechte Achselvene	V. axillaris
5	Rechte Kopfvene	V. cephalica dextra
6	Rechte Oberarmvene	V. brachialis dextra
7	Lebervenen	Vv. hepaticae
8	Pfortader	V. portae
9	Obere Eingeweidevene	V. mesenterica superior

Tab. 3.11 Venöses Gefäßsystem *(Forts.)*

Nummer	Deutsche Bezeichnung	Fachbegriff
10	–	V. brachiocephalica sinistra
11	Linke Schlüsselbeinvene	V. subclavia sinistra
12	Untere Eingeweidevene	V. mesenterica inferior
13	Untere Hohlvene	V. cava inferior
14	Linke gemeinsame Beckenvene	V. iliaca communis sinistra
15	Linke innere Beckenvene	V. iliaca interna sinistra
16	Linke äußere Beckenvene	V. iliaca externa sinistra
17	Linke Obeschenkelvene	V. femoralis sinistra

Tab. 3.12 Arterien des Armes

Nummer	Deutsche Bezeichnung	Fachbegriff
1	Rechte Schlüsselbeinarterie	A. subclavia dextra
2	Rechte Achselarterie	A. axillaris dextra
3	Rechte Armarterie	A. brachialis dextra
4	Rechte Speichenarterie	A. radialis dextra
5	Rechte Ellenarterie	A. ulnaris dextra

Tab. 3.13 Arterien des Beines

Nummer	Deutsche Bezeichnung	Fachbegriff
1	Bauchschlagader	Aorta abdominalis
2	Rechte gemeinsame Hüftarterie	A. iliaca communis dextra
3	Rechte innere Hüftarterie	A. iliaca interna dextra
4	Rechte äußere Hüftarterie	A. iliaca externa dextra
5	Rechte Oberschenkelarterie	A. femoralis dextra
6	Rechte Kniekehlenarterie	A. poplitea dextra
7	Rechte vordere Schienbeinarterie	A. tibialis anterior dextra
8	Rechte hintere Schienbeinarterie	A. tibialis posterior dextra
9	Rechte Fußrückenarterie	A. dorsalis pedis dextra

Tab. 3.14 Arterien des Kopfes

Nummer	Deutsche Bezeichnung	Fachbegriff
1	Rechte äußere Kopfarterie	A. carotis externa dextra
2	Rechte innere Kopfarterie	A. carotis interna dextra
3	Rechte Gesichtsarterie	A. facialis dextra
4	Rechte Wirbelarterie	A. vertebralis dextra
5	Rechte gemeinsame Kopfarterie	A. carotis communis dextra

Tab. 3.14 Arterien des Kopfes *(Forts.)*

Nummer	Deutsche Bezeichnung	Fachbegriff
6	Rechte Schlüsselbeinarterie	A. subclavia dextra
7	Kopf-Arm-Arterien-Stamm	Truncus brachiocephalicus

Tab. 3.15 Abgänge aus dem Aortenbogen

Nummer	Deutsche Bezeichnung	Fachbegriff
1	Rechte äußere Kopfarterie	A. carotis externa dextra
2	Rechte innere Kopfarterie	A. carotis interna dextra
3	Rechte gemeinsame Kopfarterie	A. carotis communis dextra
4	Rechte Wirbelarterie	A. vertebralis dextra
5	Rechte Schlüsselbeinarterie	A. subclavia dextra
6	Kopf-Arm-Arterien-Stamm	Truncus brachiocephalicus
7	Linke gemeinsame Kopfarterie	A. carotis communis sinistra
8	Linke Schlüsselbeinarterie	A. subclavia sinistra
9	Aortenbogen	Arcus aortae
10	Aufsteigende Aorta	Aorta ascendens
11	Aortenklappe	Valva aortae

Tab. 3.16 Venen des Armes

Nummer	Deutsche Bezeichnung	Fachbegriff
1	Rechte Schlüsselbeinvene	V. subclavia dextra
2	Rechte Achselvene	V. axillaris dextra
3	Rechte Armvene	V. brachialis dextra
4	Rechte Kopfvene	V. cephalica dextra
5	–	V. basilica dextra
6	Rechte mittlere Ellenbogenvene	V. mediana cubiti dextra

Tab. 3.17 Venen des Beines

Nummer	Deutsche Bezeichnung	Fachbegriff
1	Rechte innere Beckenvene	V. iliaca interna dextra
2	Rechte äußere Beckenvene	V. iliaca externa dextra
3	Rechter Venenstern, rechte Crosse	–
4	Rechte große Rosenkranzvene	V. saphena magna dextra
5	Rechte Oberschenkelvene	V. femoralis dextra
6	Rechte Kniekehlenvene	V. poplitea dextra
7	Rechte vordere Schienbeinvene	V. tibialis anterior dextra

Tab. 3.18 Venen des Kopfes

Nummer	Deutsche Bezeichnung	Fachbegriff
1	Rechte äußere Drosselvene	V. jugularis externa dextra
2	Rechte innere Drosselvene	V. jugularis interna dextra
3	Rechte Schlüsselbeinvene	V. subclavia dextra
4	Rechte Armkopfvene	V. brachiocephalica dextra

Tab. 3.19 Zuflüsse zur V. cava

Nummer	Deutsche Bezeichnung	Fachbegriff
1	Rechte Schlüsselbeinvene	V. subclavia dextra
2	Linke äußere Drosselvene	V. jugularis externa sinistra
3	Linke innere Drosselvene	V. jugularis interna sinistra
4	Linke Schlüsselbeinvene	V. subclavia sinistra
5	Linke Armkopfvene	V. brachiocephalica sinistra
6	Obere Hohlvene	V. cava superior
7	Untere Hohlvene	V. cava inferior
8	Lebervenen	Vv. hepaticae
9	Linke Nierenvene	V. renalis sinistra
10	Linke gemeinsame Beckenvene	V. iliaca communis sinistra
11	Rechte innere Beckenvene	V. iliaca interna dextra
12	Rechte äußere Beckenvene	V. iliaca externa dextra

Tab. 3.20 Pfortadersystem

Nummer	Deutsche Bezeichnung	Fachbegriff
1	Untere Hohlvene	V. cava inferior
2	Lebervenen	Vv. hepaticae
3	Milzvene	V. lienalis
4	Pfortader	V. portae
5	Untere Eingeweidevene	V. mesenterica inferior
6	Obere Eingeweidevene	V. mesenterica superior

Tab. 3.21 Längs- und Querschnitt einer Vene

Nummer	Deutsche Bezeichnung	Fachbegriff
1	Venenklappe	Valvula venosa
2	Innere Schicht, Endothel	Intima
3	Mittlere Schicht, Muskelschicht	Media
4	Äußere Schicht	Adventitia

Tab. 3.22 Kreislauf schematisch

Nummer	Deutsche Bezeichnung	Fachbegriff
1	Kapillargebiet Kopf und Arme	–
2	Obere Hohlvene	V. cava superior
3	Lunge	Pulmo
4	Lungenkapillargebiet	–
5	Lungenarterie	A. pulmonalis
6	Rechter Vorhof	Atrium dextrum
7	Rechte Kammer	Ventriculus dexter
8	Untere Hohlvene	V. cava inferior
9	Leber	Hepar
10	Pfortader	V. portae
11	Leberarterie	A. hepatica
12	Kapillargebiet untere Körperhälfte	–
13	Arterien der oberen Körperhälfte	–
14	Lungenvene	V. pulmonalis
15	Linker Vorhof	Atrium sinistrum
16	Linke Kammer	Ventriculus sinister
17	Bauchschlagader	Aorta abdominalis
18	Darm	Intestinum

Tab. 3.23 Fetaler Kreislauf schematisch

Nummer	Deutsche Bezeichnung	Fachbegriff
1	Lunge	Pulmo
2	Obere Hohlvene	V. cava superior
3	Lungengefäße (noch nicht entfaltet)	–
4	Ovales Loch	Foramen ovale
5	Rechter Vorhof	Atrium dextrum
6	Rechte Kammer	Ventriculus dexter
7	Untere Hohlvene	V. cava inferior
8	Lebergang	Ductus venosus
9	Nabelvene	V. umbilicalis
10	Nabelarterie	A. umbilicalis
11	Mutterkuchen (Plazenta)	Placenta
12	Arterien der oberen Körperhälfte	–
13	Verbindung Lungenarterie–Aorta	Ductus arteriosus Botalli
14	Linker Vorhof	Atrium sinistrum
15	Linke Kammer	Ventriculus sinister
16	Bauchschlagader	Aorta abdominalis

Tab. 3.24 Blutversorgung der Plazenta

Nummer	Deutsche Bezeichnung	Fachbegriff
1	Nabelvene	V. umbilicalis
2	Nabelarterie	A. umbilicalis
3	Mutterkuchen	Placenta

Aufgabe 3.1 Herz
a, c

Aufgabe 3.2 Erregungsleitung
Sinusknoten
Atrioventrikularknoten (AV-Knoten)
His-Bündel
Linker und rechter Tawara-Schenkel (Kammerschenkel)
Purkinje-Fasern

Aufgabe 3.3 Wandbau der Arterien
Die Wand einer Arterie setzt sich aus *drei* Schichten zusammen. Die innerste Schicht wird als *Tunica interna* oder *Intima* bezeichnet. Sie besteht aus flachen Zellen, die das *Gefäßlumen* auskleiden und einer *Basalmembran* aufsitzen. Die mittlere Schicht der Arterienwand heißt *Tunica media.* Sie besteht aus *Muskelgewebe,* das vor allem den Arterien vom elastischen Typ eine *hohe Eigenelastizität* verleiht. Die äußerste Schicht setzt sich aus *faserreichem Bindegewebe* zusammen und wird *Tunica adventitia* genannt.

Aufgabe 3.4 Körper- und Lungenkreislauf
b, d

Kapitel 4
Blut und lymphatisches System

Tab. 4.1 Lymphknoten

Nummer	Deutsche Bezeichnung	Fachbegriff
1	Blutgefäße	–
2	Abführendes Lymphgefäß	–
3	Zuführendes Lymphgefäß	–
4	Lymphfollikel	Follikulus lymphaticus
5	Bindegewebskapsel	–
6	Trabekel	Trabecula
7	Randsinus des Lymphknotens	–

Tab. 4.2 Lymphgefäßsystem

Nummer	Deutsche Bezeichnung	Fachbegriff
1	Halslymphknoten	–
2	Brustmilchgang	Ductus thoracicus
3	Linker Venenwinkel	Angulus venosus sinister
4	Obere Hohlvene	V. cava superior
5	Achsellymphknoten	–
6	Brustmilchgang	Ductus thoracicus
7	Bauchlymphknoten	–
8	Sammelstelle der fettigen Bauchlymphe	Cisterna chyli
9	Leistenlymphknoten	–

Tab. 4.3 Lymphknoten des Halses

Nummer	Deutsche Bezeichnung	Fachbegriff
1	Mastoidlymphknoten	Nn. lymphatici mastoidei
2	Halslymphknoten	Nn. lymphatici cervicales profundi
3	Submandibularlymphknoten	Nn. lymphatici submandibulares

Tab. 4.4 Blutzellen

Nummer	Deutsche Bezeichnung	Fachbegriff
1	Pluripotente Stammzelle	–
2	–	Leukopoese
3	–	Erythropoese
4	–	Thrombopoese
5	–	Lymphozyten
6	B-Zellen	B-Lymphozyten
7	T-Zellen	T-Lymphozyten
8	Fresszellen	Makrophagen
9	–	Granulozyten
10	–	Eosinophile Granulozyten
11	–	Basophile Granulozyten
12	–	Neutrophile Granulozyten
13	Rote Blutkörperchen	Erythrozyten
14	Blutplättchen	Thrombozyten
15	Immunabwehr	–
16	Sauerstofftransport	–
17	Blutgerinnung	–

Tab. 4.5 Gerinnungskaskade (verkürzt)

Nummer	Deutsche Bezeichnung	Fachbegriff
1	Endogenes/Intrinsisches System	–
2	Exogenes/Extrinsisches System	–
3	Faktor X (Stuart-Prower-Faktor)	–
4	Faktor Xa	–
5	Faktor II	Prothrombin
6	Faktor IIa	Thrombin
7	Faktor I	Fibrinogen
8	–	Fibrin

Aufgabe 4.1 Aufgaben des Lymphsystems
a

Aufgabe 4.2 Hauptlymphgefäße

Ductus thoracicus mündet in den linken Venenwinkel
Ductus lymphaticus dexter mündet in den rechten Venenwinkel

Aufgabe 4.3 Thymus

Der Thymus liegt vorne im *oberen Mediastinum* zwischen *Lungen* und *oberem Herzrand.* Er entsteht aus dem *Keimblatt Entoderm* und nicht aus *Mesoderm.* Im Thymus erfolgt die *Prägung* von *Lymphozyten* zu *immunkompetenten T-Lymphozyten.* Er ist deshalb ebenso wie das *Knochenmark* ein *primäres lymphatisches Organ.*

Aufgabe 4.4 Aufgaben des Blutes

Abwehrfunktion
Gerinnungsfunktion
Pufferfunktion
Transportfunktion
Wärmeregulationsfunktion

Aufgabe 4.5 Rote Blutkörperchen

a, d

Kapitel 5
Lunge und Atmung

Tab. 5.1 Längsschnitt durch die oberen Atemwege und den Kehlkopf

Nummer	Deutsche Bezeichnung	Fachbegriff
1	Stirnhöhle	Sinus frontalis
2	Keilbeinhöhle	Sinus sphenoidalis
3	Oberer Nasengang	Meatus nasi superior
4	Nasenmuscheln	Chonchae
5	Mittlerer Nasengang	Meatus nasi medius
6	Unterer Nasengang	Meatus nasi inferior
7	Oberkiefer	Maxilla
8	Zunge	Lingua
9	Zähne	Dentes
10	Zungenbein	Os hyoideum
11	Schildknorpel	Cartilago thyroidea
12	Ringknorpel	Cartilago cricoidea
13	Rachen(dach)mandel	Tonsilla pharyngealis
14	Mündung der Ohrtrompete	Ostium tubae auditivae
15	Weicher Gaumen mit Zäpfchen	Palatum molle mit Uvula
16	Gaumenmandel	Tonsilla palatina
17	Rachen	Pharynx
18	Kehldeckel	Epiglottis
19	Kehlkopftasche	Ventriculus laryngis
20	Speiseröhre	Ösophagus
21	Luftröhre	Trachea

Tab. 5.2 Nasennebenhöhlen

Nummer	Deutsche Bezeichnung	Fachbegriff
1	Stirnhöhle	Sinus frontalis
2	Siebbeinzellen	Cellulae ethmoidales
3	Keilbeinhöhle	Sinus sphenoidalis
4	Kieferhöhle	Sinus maxillaris

Tab. 5.3 Bronchialbaum

Nummer	Deutsche Bezeichnung	Fachbegriff
1	Zungenbein	Os hyoideum
2	Kehlkopfbänder	Membrana thyrohyoidea
3	Schildknorpel	Cartilago thyroidea
4	Schild-/Ringknorpel-Band	Ligamentum cricothyroideum
5	Ringknorpel	Cartilago cricoidea
6	Luftröhre	Trachea
7	Knorpelspangen	Cartilagines tracheales
8	Linker Hauptbronchus	Bronchus principalis sinister
9	Rechter Hauptbronchus	Bronchus principalis dexter
10	Lappenbronchien	Bronchi lobares
11	Aufzweigstelle der Luftröhre, Bifurkation	Bifurcatio tracheae
12	Segmentbronchien	Bronchi segmentales

Tab. 5.4 Längs- und Querschnitt durch die Luftröhre

Nummer	Deutsche Bezeichnung	Fachbegriff
1	Knorpelspangen	Cartilagines tracheales
2	Trachealschleimhaut	Tunica mucosa
3	Trachealmuskulatur	M. trachealis

Tab. 5.5 Lage des Kehlkopfes

Nummer	Deutsche Bezeichnung	Fachbegriff
1	Kehldeckel	Epiglottis
2	Schildknorpel	Cartilago thyroidea
3	Ringknorpel	Cartilago cricoidea
4	Luftröhre	Trachea
5	Zungenbein	Os hyoideum
6	Kehlkopfbänder	Membrana thyrohyoidea
7	Schild-/Ringknorpel-Band	Ligamentum cricothyroideum

Tab. 5.6 Kehlkopf von der Seite

Nummer	Deutsche Bezeichnung	Fachbegriff
1	Stellknorpel	Cartilagines arytenoideae
2	Linkes und rechtes Stimmband	Ligamentum vocale sinistrum et dextrum
3	Luftröhre	Trachea
4	Kehldeckel	Epiglottis
5	Zungenbein	Os hyoideum
6	Schildknorpel	Cartilago thyroidea
7	Ringknorpel	Cartilago cricoidea

Tab. 5.7 Kehlkopf von vorne

Nummer	Deutsche Bezeichnung	Fachbegriff
1	Zungenbein	Os hyoideum
2	Kehlkopfbänder	Membrana thyrohyoidea
3	Schildknorpel	Cartilago thyroidea
4	Schild-/Ringknorpel-Muskel	M. cricothyroideus
5	Schild-/Ringknorpel-Band	Ligamentum cricothyroideum
6	Schilddrüse	Glandula thyroidea
7	Luftröhre	Trachea

Tab. 5.8 Aufsicht auf die Glottis

Nummer	Deutsche Bezeichnung	Fachbegriff
1	Rechtes und linkes Stimmband	Ligamentum vocale dexter et sinister
2	Stimmritze	Rima glottidis
3	Stimmmuskel	M. vocalis
4	Stellknorpel	Cartilago arytenoidea
5	Stimmritzenöffner	Posticus, M. cricoarytaenoideus

Tab. 5.9 Pleuraspalt

Nummer	Deutsche Bezeichnung	Fachbegriff
1	Rippe	Costa
2	Zwischenrippenmuskulatur, Interkostalmuskulatur	M. intercostalis
3	Rechter Hauptbronchus	Bronchus principale dexter
4	Pleuraspalt	Cavitas pleuralis
5	Rechter Lungenflügel	–

Tab. 5.10 Lungenflügel

Nummer	Deutsche Bezeichnung	Fachbegriff
1	Rechter oberer Lungenlappen	Lobus superior dexter
2	Rechter mittlerer Lungenlappen	Lobus medialis dexter
3	Rechter unterer Lungenlappen	Lobus inferior dexter
4	Linker oberer Lungenlappen	Lobus superior sinister
5	Linker unterer Lungenlappen	Lobus inferior sinister

Tab. 5.11 Alveolen

Nummer	Deutsche Bezeichnung	Fachbegriff
1	Endbronchus	Bronchiolus terminalis
2	Ast der Lungenarterie	Ast der A. pulmonalis
3	Ast der Lungenvene	Ast der V. pulmonalis
4	Lungenbläschen	Alveolen

Tab. 5.12 Messung der Atemvolumina

Nummer	Deutsche Bezeichnung	Fachbegriff
1	Inspiratorisches Reservevolumen	–
2	Exspiratorisches Reservevolumen	–
3	Restvolumen, Residualvolumen	–
4	Funktionelle Residualkapazität	–
5	Totalkapazität (maximales Gesamtvolumen der Lunge)	–
6	Vitalkapazität	–
7	Atemkurve	–
8	Atemzugvolumen	–

Aufgabe 5.1 Atemwege

Kurz hinter den Nasenlöchern geht das *verhornte Plattenepithel* der Haut in ein *mehrreihiges Säulenepithel* über. Im oberen Bereich der *Nasenhöhle* befindet sich die *Riechschleimhaut.* Hier liegen die Sinneszellen für das Geruchsempfinden.

Die *Stimmbänder* werden durch den Luftstrom beim *Ausatmen* in Schwingungen versetzt. Die Lautbildung erfolgt nach der Tonerzeugung im *Kehlkopf* vor allem über *Rachen,* Mund- und Nasenhöhle.

Die Luftröhre wird ausgekleidet von einer Schleimhaut mit *respiratorischem Epithel.* Die *Flimmerhaare* schlagen *rachenwärts* und befördern haftende Teilchen mit *Schleim* nach außen.

Aufgabe 5.2 Strukturen des Lungenhilus

Hauptbronchus
Lungenschlagader (A. pulmonalis)
Lungenvene (V. pulmonalis)
Lymphbahnen

Aufgabe 5.3 Vorgang der Inspiration

b, c, d

Aufgabe 5.4 Surfactant

Surfactant besteht vor allem aus Phospholipiden, die auf der inneren Oberfläche der Alveole einen dünnen Film bilden.

Dieser Film setzt die Oberflächenspannung der Alveolen herab und verhindert deren Kollabieren.

Aufgabe 5.5 Atemvolumina

Vitalkapazität = Atemzugvolumen + inspiratorisches Reservevolumen + exspiratorisches Reservevolumen

Kapitel 6
Verdauungssystem

Tab. 6.1 Verdauungsapparat

Nummer	Deutsche Bezeichnung	Fachbegriff
1	Nasenhöhle mit Nasenmuscheln	Cavitas nasi mit Conchae nasales
2	Mundhöhle	Cavitas oris
3	Unterzungendrüse	Glandula sublingualis
4	Unterkieferdrüse	Glandula submandibularis
5	Speiseröhre	Ösophagus
6	Leber	Hepar
7	Aufsteigender Dickdarm	Colon ascendens
8	Dünndarm	Intestinum tenue
9	Blinddarm	Caecum
10	Wurmfortsatz	Appendix vermiformis
11	Mastdarm	Rectum
12	Ohrspeicheldrüse, Parotis	Glandula parotidea
13	Kehldeckel	Epiglottis
14	Kehlkopftasche	Ventricularis laryngis
15	Magen	Ventriculus, Gaster
16	Querverlaufender Dickdarm	Colon transversum
17	Absteigender Dickdarm	Colon descendens
18	Sigmaförmiger Dickdarm	Colon sigmoideum

Tab. 6.2 Gebiss (Oberkiefer)

Nummer	Deutsche Bezeichnung	Fachbegriff
1	Schneidezähne	Dentes incisivi
2	Eckzahn	Dens caninus
3	Vordere Backenzähne	Dentes praemolares
4	Mahl- bzw. Backenzähne	Dentes molares
5	Harter Gaumen	Palatum durum

Tab. 6.3 Zahn

Nummer	Deutsche Bezeichnung	Fachbegriff
1	Zahnkrone	Corona dentis
2	Zahnhals	Collum dentis
3	Zahnwurzel	Radix dentis
4	Zahnschmelz	Enamelum
5	Zahnbein	Dentin
6	Zahnfleisch	Gingiva
7	Zahnhöhle, Pulpahöhle	Cavitas pulparis
8	Zahnfach	Alveolus dentalis
9	Zahnzement	Cementum
10	Wurzelkanal	Canalis radicis

Tab. 6.4 Mundhöhle

Nummer	Deutsche Bezeichnung	Fachbegriff
1	Weicher Gaumen	Palatum molle
2	Gaumenmandel	Tonsilla palatina
3	Zäpfchen	Uvula
4	Zunge	Lingua

Tab. 6.5 Speicheldrüsen

Nummer	Deutsche Bezeichnung	Fachbegriff
1	Ohrspeicheldrüse, Parotis	Glandula parotidea
2	Ausführungsgang der Parotis	Ductus parotideus
3	Mundhöhle	Cavitas oris
4	Unterzungendrüse	Glandula sublingualis
5	Unterkieferdrüse	Glandula submandibularis

Tab. 6.6 Verlauf der Speiseröhre

Nummer	Deutsche Bezeichnung	Fachbegriff
1	Ringknorpel	Cartilago cricoidea
2	Speiseröhre	Ösophagus
3	Luftröhre	Trachea
4	Hauptschlagader	Aorta
5	Zwerchfell	Diaphragma
6	Mageneingang	Cardia
7	Rechte Nierenarterie	A. renalis dextra
8	Niere	Ren
9	Harnleiter	Ureter
10	Gemeinsame rechte Beckenarterie	A. iliaca communis dextra

Tab. 6.7 Abschnitte des Magens

Nummer	Deutsche Bezeichnung	Fachbegriff
1	Speiseröhre	Ösophagus
2	Magenkuppel	Fundus
3	Mündung der Speiseröhre, Mageneingang	Cardia (ventriculi)
4	Große Kurvatur, große Magenkurve	Curvatura major
5	Magenkörper	Corpus
6	Magenpförtner, Magenausgang	Pylorus
7	Zwölffingerdarm	Duodenum
8	Kleine Kurvatur, kleine Magenkurve	Curvatura minor
9	Pförtnerhöhle	Antrum

Tab. 6.8 Magenschleimhaut und Magendrüsen

Nummer	Deutsche Bezeichnung	Fachbegriff
1	Mündung der Magendrüsen	Foveolae gastricae
2	Schleimhaut mit Schleimhautbindegewebe	Mucosa mit Lamina propria mucosae
3	Unterschleimhaut	Submucosa
4	Muskelwand	Tunica muscularis
5	Ringmuskelfasern	Stratum circulare
6	Längsmuskelfasern	Stratum longitudinale
7	Nebenzellen (schleimbildend)	–
8	Belegzellen (HCl- und Intrinsic-Factor-bildend)	–
9	Hauptzellen (Pepsinogenbildend)	–

Tab. 6.9 Zwölffingerdarm und Pankreas

Nummer	Deutsche Bezeichnung	Fachbegriff
1	Zwölffingerdarm	Duodenum
2	Bauchspeicheldrüsenkopf	Caput pancreatis
3	Bauchspeicheldrüsenkörper	Corpus pancreatis
4	Bauchspeicheldrüsenschwanz	Cauda pancreatis

Tab. 6.10 Wandaufbau des Dünndarms

Nummer	Deutsche Bezeichnung	Fachbegriff
1	Bürstensaum	Microvilli
2	Zotte, Ausstülpung	Villi intestinalis
3	Einsenkung/Krypte	Cryptae intestinalis
4	Kerckring-Falten	Plicae circulares

Tab. 6.11 Feinbau der Dünndarmwand

Nummer	Deutsche Bezeichnung	Fachbegriff
1	Bürstensaum	Microvilli
2	Blutkapillarnetz	–
3	Resorbierende Epithelzellen	Enterozyten
4	Schleimbildende Becherzellen	–
5	Drüsenausgang (Lieberkühn-Drüsen)	–
6	–	Venole
7	–	Arteriole
8	Lymphgefäß	Chylusgefäß
9	Paneth-Körnerzellen in Lieberkühn-Drüse	–
10	Krypten (Lieberkühn-Krypten)	Cryptae intestinalis
11	Zotte	Villi intestinalis
12	Schleimhautbindegewebe	Lamina propria

Tab. 6.12 Dickdarm

Nummer	Deutsche Bezeichnung	Fachbegriff
1	Wurmfortsatz	Appendix vermiformis
2	Blinddarm	Caecum
3	Krummdarm	Ileum
4	Aufsteigender Dickdarm	Colon ascendens
5	Rechte Dickdarmkrümmung	Flexura coli dextra
6	Querverlaufender Dickdarm	Colon transversum
7	Linke Dickdarmkrümmung	Flexura coli sinistra
8	Absteigender Dickdarm	Colon descendens
9	Sigmaförmiger Dickdarm	Colon sigmoideum
10	Mastdarm	Rectum
11	After	Anus
12	Ausbuchtungen	Haustren
13	Bandstreifen	Taenie
14	Fettanhängsel	Appendices epiploicae

Tab. 6.13 Rektum im Längsschnitt

Nummer	Deutsche Bezeichnung	Fachbegriff
1	Längsmuskulatur	Tunica muscularis, Stratum longitudinale
2	Ringmuskulatur	Tunica muscularis, Stratum circulare
3	Ampulle	Ampulla recti
4	Kohlrausch-Falte	–
5	Arteriovenöser Schwellkörper	–
6	Äußerer Schließmuskel	M. sphincter ani externus
7	Innerer Schließmuskel	M. sphincter ani internus
8	After	Anus

Tab. 6.14 Leber

Nummer	Deutsche Bezeichnung	Fachbegriff
1	Rechter Leberlappen	Lobus dexter
2	Leberband	Ligamentum falciforme (hepatis)
3	Lebergallengang	Ductus hepaticus
4	Gallenblase	Vesica biliaris
5	Gemeinsame Leberarterie	A. hepatica communis
6	Hauptgallengang	Ductus choledochus
7	Pfortader	V. portae
8	Linker Leberlappen	Lobus sinister
9	Linke Magenarterie	A. gastrica sinistra
10	Gallenblasengang	Ductus cysticus

Tab. 6.14 Leber *(Forts.)*

Nummer	Deutsche Bezeichnung	Fachbegriff
11	Milzarterie	A. lienalis
12	Bauchschlagader	Aorta abdominalis

Tab. 6.15 Leber, ableitende Gallengänge und Pankreas

Nummer	Deutsche Bezeichnung	Fachbegriff
1	Rechter Leberlappen	Lobus dexter
2	Zwerchfell	Diaphragma
3	Linker Leberlappen	Lobus sinister
4	Leberband	Ligamentum falciforme (hepatis)
5	Lebergallengang	Ductus hepaticus
6	Gallenblasengang	Ductus cysticus
7	Gallenblase	Vesica biliaris
8	Hauptgallengang	Ductus choledochus
9	Bauchspeicheldrüse	Pancreas
10	Zwölffingerdarm	Duodenum
11	Vater-Papille	Papilla duodeni major
12	Bauchspeicheldrüsengang	Ductus pancreaticus

Tab. 6.16 Leberläppchen

Nummer	Deutsche Bezeichnung	Fachbegriff
1	Zentralvene	V. centralis
2	Leberläppchen	–
3	Periportalfeld mit Glisson-Trias	–
4	Ast des Gallengangs	–
5	Ast der Leberarterie	–
6	Ast der Pfortader	–

Aufgabe 6.1 Drüsen der Magenschleimhaut

Hauptzellen: bilden Pepsinogen
Belegzellen: bilden H^+, Intrinsic Factor
Nebenzellen: bilden sauren Schleim

Aufgabe 6.2 Aufbau des Darms

Zu den charakteristischen Strukturen des Dünndarms gehören die *Dünndarmzotten.* Dies sind 1 mm hohe, platt- bis fingerförmige Erhebungen der *Schleimhaut.* Die *Dünndarmkrypten* sind fingerförmige Einstülpungen des Epithels in das *Bindegewebe.* Als *Plicae circulares* bezeichnet man quer stehende, ringförmige Auswürfe von *Mukosa* und *Submukosa.* Die *Enterozyten* sind erkennbar an ihrem Bürstensaum aus *Mikrovilli* zur Oberfläche hin.
Die äußere Längsmuskulatur des Dickdarms ist zu drei Strängen gerafft, den *Tänien.* Durch die Kontraktion der Ringmuskulatur entstehen im Dickdarm quere Falten. Dazwischen bilden sich die *Haustren.*

Aufgabe 6.3 Gallengänge
a, e

Aufgabe 6.4 Stoffwechselleistungen der Leber
Bildung von Plasmaproteinen
Bilirubinkonjugation
Entgiftung
Fettverdauung
Gallenbildung
Harnstoffbildung
Konstanthaltung des Blutglukosespiegels

Kapitel 7

Nieren und ableitende Harnwege

Tab. 7.1 Ableitende Harnwege

Nummer	Deutsche Bezeichnung	Fachbegriff
1	Bauchschlagader	Aorta abdominalis
2	Niere	Ren
3	Rechte Nierenarterie	A. renalis dextra
4	Rechte Nierenvene	V. renalis dextra
5	Harnleiter	Ureter
6	Harnblase	Vesica urinaria
7	Harnleiteröffnung	Ostium ureteris
8	Harnröhre	Urethra

Tab. 7.2 Niere

Nummer	Deutsche Bezeichnung	Fachbegriff
1	Nierenkapsel	Capsula fibrosa
2	Markpyramide	–
3	Nierenpapille	Papilla renalis
4	Nierenarterie	A. renalis
5	Nierenvene	V. renalis
6	Harnleiter	Ureter
7	–	Vasa recta
8	Nierenrinde	Cortex renalis
9	Nierenmark	Medulla renalis
10	Nierenbecken	Pelvis renalis
11	Nierenkelch	Calix renalis
12	Bogenvene	V. arcuata
13	Bogenarterie	A. arcuata
14	Zwischenlappenarterie	A. interlobaris
15	Zwischenläppchenarterie	A. interlobularis

Tab. 7.3 Nephron

Nummer	Deutsche Bezeichnung	Fachbegriff
1	Abführende Arterie	Vas efferens
2	Verbindungstubulus	–
3	Bowman-Kapsel	Capsula glomeruli
4	Kapselraum	–
5	Distaler Tubulus	–
6	Sammelrohr	Tubulus colligens
7	Zuführende Arterie	Vas afferens
8	Juxtaglomerulärer Apparat	Complexus juxtaglomerularis
9	Kapillarknäuel	Glomerulus
10	Proximaler Tubulus	–
11	Zwischenläppchenarterie	A. interlobularis renis
12	Zwischenläppchenvene	V. interlobularis renis
13	Intermediärtubulus	Tubulus attenuatus

Aufgabe 7.1 Harnblase
b

Aufgabe 7.2 Niere
Der obere Nierenpol grenzt an das *Zwerchfell* und wird von hinten durch die unteren *Rippen* bedeckt. Der untere Nierenpol liegt ca. 5 cm über dem *Beckenkamm.* Die *rechte* Niere befindet sich aufgrund der darüber befindlichen *Leber* tiefer als die *linke* Niere.
Niere und auch Nebenniere sind schützend in der *Capsula adiposa* eingebettet. Die *Capsula fibrosa* umhüllt die gesamte Niere und ist mit dieser verwachsen.

Aufgabe 7.3 Bestandteile des Nephrons
Nierenkörperchen (Malpighi-Körperchen)
Nierenkanälchen (Nierentubulus)

Aufgabe 7.4 Regulation des Wasserhaushaltes
Statt „120 mosm/kg Wasser" ist „300 mosm/kg Wasser" richtig.
Statt „Überleitungsstück" ist „Sammelrohr" richtig.

Aufgabe 7.5 Urin
Wasser, Harnstoff, Harnsäure, Kreatinin, organische und anorganische Salze, Phosphate, organische Säuren

Kapitel 8

Geschlechtsorgane

Tab. 8.1 Männliches Becken im Längsschnitt

Nummer	Deutsche Bezeichnung	Fachbegriff
1	Harnleiter	Ureter
2	Samenbläschen	Glandula vesiculosa
3	Vorsteherdrüse	Prostata
4	Beckenboden	–
5	Mastdarm	Rektum
6	Cowper-Drüse	Glandula bulbo-urethralis
7	Nebenhoden	Epididymis
8	Hoden	Testis
9	Hodensack	Skrotum
10	Samenleiter	Ductus deferens
11	Schambeinfuge	Symphyse
12	Penisschwellkörper	Corpus cavernosum
13	Harnröhrenschwellkörper	Corpus spongiosum
14	Harnröhre	Urethra
15	Eichel	Glans penis
16	Vorhaut	Praeputium
17	Harnröhrenöffnung	Ostium urethrae externum

Tab. 8.2 Penis im Längsschnitt

Nummer	Deutsche Bezeichnung	Fachbegriff
1	Harnblase	Vesica urinaria
2	Samenhügel	Colliculus seminalis
3	Vorsteherdrüse	Prostata
4	Cowper-Drüse	Glandula bulbo-urethralis
5	Harnröhre	Urethra
6	Penisschwellkörper	Corpus cavernosum
7	Harnröhrenschwellkörper	Corpus spongiosum
8	Eichel	Glans penis
9	Vorhaut	Praeputium
10	Harnröhrenöffnung	Ostium urethrae externum

Tab. 8.3 Hoden im Längsschnitt und Nebenhoden

Nummer	Deutsche Bezeichnung	Fachbegriff
1	Nebenhoden	Epididymis
2	Hodenkanälchen, Samenkanälchen	Tubuli seminiferi
3	Hodenläppchen	Lobuli testis
4	Hodensack	Scrotum
5	Samenleiter	Ductus deferens
6	Nebenhodenschwanz	Cauda epididymidis

Tab. 8.4 Weibliches Becken im Längsschnitt

Nummer	Deutsche Bezeichnung	Fachbegriff
1	Eileiter	Tuba uterina
2	Eierstock	Ovar
3	Gebärmutter	Uterus
4	Gebärmutterhals	Cervix uteri
5	Harnblase	Vesica urinaria
6	Schambeinfuge	Symphyse
7	Scheide	Vagina
8	Harnröhre	Urethra
9	Kleine Schamlippen	Labia minora
10	Große Schamlippen	Labia majora
11	Gebärmuttermund	Portio uteri
12	Mastdarm	Rectum
13	Schließmuskel	M. sphincter ani

Tab. 8.5 Gebärmutter und Scheide

Nummer	Deutsche Bezeichnung	Fachbegriff
1	Eileiter	Tuba uterina
2	Fimbrientrichter	–
3	Eierstock	Ovar
4	Gebärmutterhöhle	Cavitas uteri
5	Gebärmutter	Uterus
6	Gebärmutterhals	Cervix uteri
7	Gebärmuttermund	Portio uteri
8	Scheide	Vagina

Tab. 8.6 Weibliche Brust im Längsschnitt

Nummer	Deutsche Bezeichnung	Fachbegriff
1	Großer Brustmuskel	M. pectoralis major
2	Kleiner Brustmuskel	M. pectoralis minor
3	Rippe	Costa
4	Fett- und Bindegewebe	–
5	Milchausführungsgang (in Ruhe)	Ductus lactiferi
6	Brustwarze	Mamille
7	Milchausführungsgang (während der Laktation)	Ductus lactiferi
8	Milchbläschen, tubulo-alveoläre Endstücke	Lobuli mammae
9	Lappen	Lobus
10	Läppchen	Lobulus

Aufgabe 8.1 Aufbau des Hodens
Die *Tunica albuginea,* eine dicke *Bindegewebekapsel,* umhüllt den Hoden. Von dort reichen *Bindegewebesepten* strahlenförmig ins *Innere* des Hodens. Daraus ergibt sich eine unvollständige Unterteilung des Hodens in *Hodenläppchen.* Hier sind stark gewundene *Samenkanälchen* und *Hodenzwischenzellen* erkennbar, die in *lockeres Bindegewebe* eingebettet und von feinen *Blut- und Lymphgefäßen* durchzogen sind.

Aufgabe 8.2 Uterus
Gebärmuttergrund (Fundus uteri)
Gebärmutterkörper (Corpus uteri)
Gebärmutterenge (Isthmus uteri)
Gebärmutterhals (Cervix uteri)
Gebärmuttermund (Portio vaginalis uteri)

Aufgabe 8.3 Funktion der weiblichen Geschlechtsorgane
a, b

Aufgabe 8.4 Steuerung der Samenzellbildung
c

Aufgabe 8.5 Wechseljahre
Erlöschen der Fruchtbarkeit
Typische Wechseljahresbeschwerden wie Hitzewallungen, Schlafstörungen, Scheidentrockenheit, Stimmungsschwankungen u.a.
Veränderungen an den Geschlechtsorganen
Abnahme der Knochenmasse mit erhöhter Knochenbrüchigkeit

Kapitel 9

Hormonelles System

Tab. 9.1 Endokrine Drüsen in der Übersicht

Nummer	Deutsche Bezeichnung	Fachbegriff
1	Hirnanhangsdrüse	Hypophyse
2	Schilddrüse	Glandula thyroidea
3	Bries	Thymus
4	Nebenniere	Glandula suprarenalis
5	Langerhans-Inseln der Bauchspeicheldrüse	Langerhans-Inseln des Pankreas
6	Eierstock	Ovar
7	Hoden	Testis

Tab. 9.2 Weibliches Genitale

Nummer	Deutsche Bezeichnung	Fachbegriff
1	Eileiter	Tube
2	Eierstock	Ovar
3	Fimbrientrichter	–

Tab. 9.3 Männliches Genitale

Nummer	Deutsche Bezeichnung	Fachbegriff
1	Samenleiter	Ductus deferens
2	Nebenhoden	Epididymis
3	Hoden	Testis

Tab. 9.4 Nebenniere

Nummer	Deutsche Bezeichnung	Fachbegriff
1	Nebenniere	Glandula suprarenalis
2	Niere	Ren
3	Kapsel	Capsula
4	Äußere Schicht	Zona glomerulosa
5	Mittlere Schicht	Zona fasciculata
6	Innere Schicht	Zona reticularis
7	Nebennierenrinde	Cortex glandulae suprarenalis
8	Nebennierenmark	Medulla glandulae suprarenalis

Tab. 9.5 Schilddrüse von vorne

Nummer	Deutsche Bezeichnung	Fachbegriff
1	Linker Schilddrüsenlappen	Glandulae thyroidea, Lobus sinister
2	Schilddrüsenisthmus	Isthmus glandulae thyroideae
3	Rechter Schilddrüsenlappen	Glandula thyroidea, Lobus dexter

Tab. 9.6 Schilddrüse von hinten

Nummer	Deutsche Bezeichnung	Fachbegriff
1	Epithelkörperchen, Nebenschilddrüsen	Glandulae parathyroideae
2	Linker Schilddrüsenlappen	Glandula thyroidea, Lobus sinister
3	Rechter Schilddrüsenlappen	Glandula thyroidea, Lobus dexter

Tab. 9.7 Pankreas

Nummer	Deutsche Bezeichnung	Fachbegriff
1	Bauchspeicheldrüse	Pancreas
2	Bauchspeicheldrüsenschwanz	Cauda pancreatis
3	Bauchspeicheldrüsenkörper	Corpus pancreatis
4	Bauchspeicheldrüsenkopf	Caput pancreatis
5	Hauptgallengang	Ductus choledochus
6	Bauchspeicheldrüsengang	Ductus pancreaticus

Tab. 9.8 Hypophyse

Nummer	Deutsche Bezeichnung	Fachbegriff
1	–	Hypothalamus
2	Nervenzellen zum Hormontransport	–
3	Hypophysenstiel	Infundibulum
4	Hirnanhangsdrüse	Hypophyse
5	Hypophysenhinterlappen	Neurohypophyse
6	Hypophysenvorderlappen	Adenohypophyse

Aufgabe 9.1 Endokrine Drüsen

c, d

Aufgabe 9.2 Schilddrüse

Die Schilddrüse besteht aus *zwei Seitenlappen,* die in der Mitte durch eine schmale Gewebebrücke, den *Isthmus,* verbunden sind. Sie wird von einer *Organkapsel* aus *straffem Bindegewebe* bedeckt und durch Bindegewebe in *Läppchen* unterteilt. Im Innern ist die Schilddrüse von unterschiedlich großen Bläschen, den *Schilddrüsenfollikeln,* erfüllt. Diese werden nach außen von einem einfachen *Follikelepithel* umgeben, das die Schilddrüsenhormone produziert. Im Innern der Follikel befindet sich eine strukturlose Masse, das *Kolloid,* in der die *Schilddrüsenhormone* gespeichert werden. Zwischen den Follikeln liegen die *C-Zellen,* auch parafollikuläre Zellen genannt, die das Hormon *Kalzitonin* sezernieren.

Aufgabe 9.3 Pankreas

Insulin
Glukagon
Somatostatin
Pankreatisches Polypeptid

Aufgabe 9.4 Nebennierenrinde

Glukoseneubildung (Glukoneogenese)
Fettabbau (Lipolyse)
Proteinabbau (Proteolyse)
Hemmung von Entzündungen (antientzündlicher Effekt)
Unterdrückung von Abwehrmechanismen (Immunsuppression)

Aufgabe 9.5 Nebenschilddrüsen

Die Nebenschilddrüsen liegen an der Rückseite der Schilddrüse. Sie produzieren Parathormon, das den Blutkalziumspiegel erhöht.

Kapitel 10

Nervensystem

Tab. 10.1 Hirnlappen

Nummer	Deutsche Bezeichnung	Fachbegriff
1	Vordere Zentralwindung	Gyrus praecentralis
2	Hintere Zentralwindung	Gyrus postcentralis
3	Scheitellappen	Lobus parietalis
4	Hinterhauptslappen	Lobus occipitalis
5	Kleinhirn	Cerebellum
6	Stirnlappen	Lobus frontalis
7	Schläfenlappen	Lobus temporalis
8	Hirnstamm	Truncus cerebri/encephali

Tab. 10.2 Längsschnitt durch Gehirn und Hirnstamm

Nummer	Deutsche Bezeichnung	Fachbegriff
1	Großhirn, Endhirn	Telencephalon
2	Balken	Corpus callosum
3	–	Thalamus
4	Zirbeldrüse	Epiphyse
5	Aquädukt	–
6	Brücke	Pons
7	4. Hirnkammer	IV. Ventrikel
8	Kleinhirn	Cerebellum
9	Verlängertes Rückenmark	Medulla oblongata
10	Hirnanhangsdrüse	Hypophyse
11	Sehnervenkreuzung	Chiasma opticum

Tab. 10.3 Längsschnitt durch Hirnstamm

Nummer	Deutsche Bezeichnung	Fachbegriff
1	Balken	Corpus callosum
2	–	Thalamus
3	Sehnervenkreuzung	Chiasma opticum
4	Hirnanhangsdrüse	Hypophyse
5	Brücke	Pons
6	Verlängertes Rückenmark	Medulla oblongata
7	Zirbeldrüse	Epiphyse
8	Aquädukt	–
9	4. Hirnkammer	IV. Ventrikel
10	Kleinhirn	Cerebellum

Tab. 10.4 Hirnnerven

Nummer	Deutsche Bezeichnung	Fachbegriff
1	I. Hirnnerv, Riechnerv	N. olfactorius
2	II. Hirnnerv, Sehnerv	N. opticus
3	III. Hirnnerv, Augenmuskelnerv	N. oculomotorius
4	V. Hirnnerv, Drillingsnerv	N. trigeminus
5	XII. Hirnnerv, Unterzungennerv	N. hypoglossus
6	Kleinhirn	Cerebellum
7	VII. Hirnnerv, Gesichtsnerv	N. facialis
8	VIII. Hirnnerv, Hör-/Gleichgewichtsnerv	N. vestibulocochlearis
9	IX. Hirnnerv, Zungen-/Rachennerv	N. glossopharyngeus
10	X. Hirnnerv, Eingeweidenerv	N. vagus
11	XI. Hirnnerv, Halsnerv	N. accessorius

Tab. 10.5 Funktionsbereiche des Gehirns

Nummer	Deutsche Bezeichnung	Fachbegriff
1	Vordere Zentralwindung	Gyrus praecentralis
2	Hintere Zentralwindung	Gyrus postcentralis
3	Zentrum für Sprachverständnis, Wernicke-Zentrum	–
4	Lesezentrum	–
5	Sehzentrum	–
6	Motorisches Sprachzentrum, Broca-Zentrum	–
7	Hörzentrum	–

Tab. 10.6 Querschnitt durch das Gehirn

Nummer	Deutsche Bezeichnung	Fachbegriff
1	Graue Substanz	Substantia grisea
2	Weiße Substanz	Substantia alba
3	Balken	Corpus callosum
4	Hirnkammer	Ventrikel
5	Schweifkern	Nucleus caudatus
6	–	Thalamus
7	Schalenkern	Putamen
8	Blasser Kern	Globus pallidus
9	Vormauer	Claustrum
10	Mandelkern	Corpus amygdaloideum
11	Stammganglien, Basalganglien	Nuclei basales
12	–	Hypothalamus

Tab. 10.7 Armnerven

Nummer	Deutsche Bezeichnung	Fachbegriff
1	Mittelarmnerv	N. medianus
2	Ellennerv	N. ulnaris
3	Speichennerv	N. radialis

Tab. 10.8 Lage des Rückenmarks

Nummer	Deutsche Bezeichnung	Fachbegriff
1	Spinalnerv	N. spinalis
2	Graue Substanz des Rückenmarks	Substantia grisea
3	Weiße Substanz des Rückenmarks	Substantia alba
4	Spinalganglion	Ganglion spinale
5	Wirbelkörper	Corpus vertebrae
6	Bandscheibe	Discus intervertebralis

Tab. 10.9 Querschnitt durch das Rückenmark

Nummer	Deutsche Bezeichnung	Fachbegriff
1	Hinterhorn	Cornu posterius
2	Vorderhorn	Cornu anterius
3	Weiße Substanz des Rückenmarks	Substantia alba
4	Zentralkanal	Canalis centralis
5	Graue Substanz des Rückenmarks	Substantia grisea

Tab. 10.10 Rückenmarksnerven

Nummer	Deutsche Bezeichnung	Fachbegriff
1	Halswirbelsäule mit Zervikalnerven	Vertebrae cervicales mit Nn. cervicales
2	Brustwirbelsäule mit Thorakalnerven	Vertebrae throacicae mit Nn. thoracici
3	Lendenwirbelsäule mit Lumbalnerven	Vertebrae lumbales mit Nn. lumbales
4	Kreuzbein mit Sakralnerven	Os sacrum mit Nn. sacrales
5	Steißbein	Os coccygis

Tab. 10.11 Beinnerven

Nummer	Deutsche Bezeichnung	Fachbegriff
1	Ischiasnerv	N. ischiadicus

Tab. 10.12 Ventrikelsystem

Nummer	Deutsche Bezeichnung	Fachbegriff
1	I. und II. Hirnkammer, Seitenventrikel	I. und II. Ventrikel
2	III. Hirnkammer	III. Ventrikel
3	Aquädukt	–
4	IV. Hirnkammer	IV. Ventrikel
5	Brücke	Pons
6	Kleinhirn	Cerebellum
7	Zentralkanal	Canalis centralis
8	Verlängertes Rückenmark	Medulla oblongata

Tab. 10.13 Hirnhäute

Nummer	Deutsche Bezeichnung	Fachbegriff
1	Kopfschwarte	–
2	Schädelkalotte	Calvaria
3	Harte Hirnhaut	Dura mater
4	Spinngewebshaut	Arachnoidea
5	Subarachnoidalraum	–
6	Weiche Hirnhaut	Pia mater
7	Subduralraum	–
8	Arachnoidalzotten	–
9	Venöse Blutleiter	Sinus
10	Trabekelwerk im Subarachnoidalraum	–
11	Epiduralraum	–
12	Graue Hirnsubstanz	Substantia grisea
13	Weiße Hirnsubstanz	Substantia alba

Aufgabe 10.1 Hirnstamm

Mittelhirn (Mesencephalon)
Brücke (Brückenhirn, Pons)
Verlängertes Mark (Medulla oblongata, Myelencephalon)

Aufgabe 10.2 Zentrales Nervensystem

c, f

Aufgabe 10.3 Hirnhäute

Die *Dura mater* ist die äußerste Hirnhaut. Sie ist aus *straffem, kollagenfaserigem* Bindegewebe aufgebaut und hat Bedeutung vor allem als *Organkapsel.* Die darunterliegende *Arachnoidea mater* aus *feinfaserigem* Bindegewebe ist fest mit der *harten Hirnhaut* verwachsen. Die *Pia mater,* ebenfalls aus *feinfaserigem* Bindegewebe, ist fest mit der Oberfläche von *Gehirn* und *Rückenmark* verwachsen. Die *Falx cerebri* verläuft zwischen den *Großhirnhemisphären* von vorne nach hinten und reicht vom Schädeldach bis zum *Balken.*

Aufgabe 10.4 Afferenzen und Efferenzen im PNS

b

Kapitel 11

Sinnesorgane

Tab. 11.1 Tränenapparat des Auges

Nummer	Deutsche Bezeichnung	Fachbegriff
1	Tränendrüse	Glandula lacrimalis
2	Tränenkanälchen	Canaliculus lacrimalis
3	Tränensack	Saccus lacrimalis
4	Tränennasengang	Ductus nasolacrimalis

Tab. 11.2 Augenmuskeln

Nummer	Deutsche Bezeichnung	Fachbegriff
1	Umlenkrolle	Trochlea
2	Oberer schräger Augenmuskel	M. obliquus superior
3	Oberer Augenmuskel	M. rectus superior
4	Mittlerer Augenmuskel	M. rectus medialis
5	Seitlicher Augenmuskel	M. rectus lateralis
6	Unterer schräger Augenmuskel	M. obliquus inferior
7	Unterer Augenmuskel	M. rectus inferior
8	Sehnerv	N. opticus

Tab. 11.3 Längsschnitt durch das Auge

Nummer	Deutsche Bezeichnung	Fachbegriff
1	Oberer Augenmuskel	M. rectus superior
2	Ziliarkörper mit Ziliarmuskel	Corpus ciliare mit M. ciliaris
3	Aufhängeapparat der Linse	Zonulafasern
4	Regenbogenhaut	Iris
5	Hornhaut	Cornea
6	Pupille, Pupillenweite	Pupilla
7	Linse	Lens
8	Vordere Augenkammer	Camera anterior bulbi
9	Hintere Augenkammer	Camera posterior bulbi
10	Unterer Augenmuskel	M. rectus inferior
11	Lederhaut	Sclera
12	Aderhaut	Choroidea
13	Netzhaut	Retina
14	Glaskörper	Corpus vitrium
15	Gelber Fleck (Stelle des schärfsten Sehens)	Macula lutea, Fovea centralis
16	Sehnervenpapille (Blinder Fleck)	Papilla nervi optici
17	Netzhautgefäße	A. und V. centralis retinae
18	Sehnerv	N. opticus

Tab. 11.4 Augenhintergrund

Nummer	Deutsche Bezeichnung	Fachbegriff
1	Netzhautgefäße	A. und V. centralis retinae
2	Gelber Fleck (Stelle des schärfsten Sehens)	Macula lutea, Fovea centralis
3	Sehnervenpapille (Blinder Fleck)	Papilla nervi optici

Tab. 11.5 Ohr

Nummer	Deutsche Bezeichnung	Fachbegriff
1	Hammer	Malleus
2	Amboss	Incus
3	Steigbügel	Stapes
4	Trommelfell	Membrana tympani
5	Äußerer Gehörgang	Meatus acusticus externus
6	Paukenhöhle	Cavum tympani
7	Bogengänge	Ductus semicirculares
8	Gleichgewichtsnerv	N. vestibulocochlearis radix vestibularis
9	Hörnerv	N. vestibulocochlearis radix cochlearis
10	Schneckenloch	Helicotrema (innenliegend)
11	Schnecke	Cochlea
12	Ohrtrompete, Eustachi-Röhre	Tuba auditiva, Tuba Eustachii

Tab. 11.6 Schnecke

Nummer	Deutsche Bezeichnung	Fachbegriff
1	Vorhoftreppe	Scala vestibuli mit Perilymphe
2	Schneckengang	Ductus cochlearis
3	Paukentreppe	Scala tympani mit Perilymphe
4	Reissner-Membran	Membrana vestibularis
5	Hörnerv	N. cochlearis

Tab. 11.7 Trommelfell

Nummer	Deutsche Bezeichnung	Fachbegriff
1	Hammer	Malleus
2	Hammerfortsatz	Manubrium mallei
3	Trommelfell	Membrana tympani

Tab. 11.8 Aufbau der Haut

Nummer	Deutsche Bezeichnung	Fachbegriff
1	Haar	Pilus
2	Ausführungsgang einer Schweißdrüse (Hautpore)	–
3	Merkel-Tastscheibe	Epitheliocytus tactilis
4	Meissner-Tastkörperchen	Corpuscula tactus
5	Afferente Nervenfaser	–
6	Kleine Schweißdrüse	Glandula sudorifarae merocrinae
7	Vater-Pacini-Lamellenkörperchen	Corpuscula lamellosa
8	Talgdrüse	Glandula sebacea
9	Haarmuskel	M. arrector pili
10	Haarwurzelscheide	Folliculus pili
11	Haarzwiebel	Bulbus pili
12	Subkutanes Fettgewebe	–
13	Hornschicht	Stratum corneum
14	Keimschicht	Stratum germinativum
15	Oberhaut	Epidermis
16	Lederhaut	Dermis
17	Unterhaut	Subcutis
18	–	Cutis

Tab. 11.9 Nagel in Längsschnitt und Aufsicht

Nummer	Deutsche Bezeichnung	Fachbegriff
1	Nagelmatrix	–
2	Nagelhäutchen	Cuticula
3	Nagelplatte	–
4	Nagelbett	–
5	Fingerendglied	Phalanx distalis
6	Nagelplatte	–
7	Nagelhäutchen	Cuticula
8	Nagelmond	Lunula

Aufgabe 11.1 Auge

Gelber Fleck: Stelle des schärfsten Sehens, Fleck auf der Netzhaut (Retina) mit der höchsten Zahl an Zapfen zur Farbwahrnehmung

Blinder Fleck: Austrittsstelle des Sehnervs (N. opticus) ohne Stäbchen und Zapfen, folglich ist in diesem Punkt keine Lichtreizwahrnehmung möglich

Aufgabe 11.2 Ohr

d, e

Aufgabe 11.3 Haut

Die *Unterhaut* besteht aus *lockerem Bindegewebe* und dient als eine Verbindungsschicht zwischen der Haut und tiefer gelegenen *Geweben.* Sie enthält als *Zwischenzellsubstanz* reichlich Wasser bindende Proteoglykane. Dadurch entsteht der *Spannungszustand* der Haut. Die *Oberhaut* ist ein *mehrschichtiges, verhorntes Plattenepithel* ohne Blutgefäße. Sie ist je nach mechanischer Beanspruchung unterschiedlich dick.

Talgdrüsen münden meist in einen *Haartrichter* und bestehen aus *Drüsenläppchen. Duftdrüsen,* auch als *apokrine Schweißdrüsen* klassifiziert, treten vor allem in der Achsel- und der Genitalregion auf.

Aufgabe 11.4 Geschmackssinn

c, d, e

Aufgabe 11.5 Geruchssinn

b, e